¡SIÉNTETE RADIANTE!

PILAR BENÍTEZ

¡SIÉNTETE RADIANTE!

MANUAL DE SALUD NATURAL PARA MUJERES

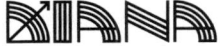

Obra editada en colaboración con Editorial Planeta, S.A. – España

Fotografía de la portada: © Sergi Garnica
Ilustraciones: Miriam Pérez-Calvo y Olivia Muiños

© 2014, Pilar Benítez
Los derechos sobre la obra han sido cedidos a través de Zarana
Agencia Literaria
© Neue, 2014 · neue-bcn.com
© 2014, Editorial Planeta, S.A. – Barcelona, España

Derechos reservados

© 2015, Editorial Planeta Mexicana, S.A. de C.V.
Bajo el sello editorial DIANA M.R.
Avenida Presidente Masarik 111, Piso 2
Colonia Polanco V Sección
Deleg. Miguel Hidalgo
C.P. 11560, México, D. F.
www.planetadelibros.com.mx

Primera edición impresa en España: junio de 2014
ISBN: 978-84-08-12863-2

Primera edición impresa en México: junio de 2015
ISBN: 978-607-07-2866-2

Aviso legal:
Este libro tiene sólo una finalidad informativa. No pretende sustituir los consejos médicos. Dado que cada situación es única, usa tu propio criterio y consulta a un especialista en cuestiones de salud antes de iniciar la dieta y otras recomendaciones descritas en este libro. La autora y el editor no se hacen responsables explícitamente de ningún efecto adverso que pudiera derivarse del uso o la aplicación de la información contenida en este libro.

No se permite la reproducción total o parcial de este libro ni su incorporación a un sistema informático, ni su transmisión en cualquier forma o por cualquier medio, sea éste electrónico, mecánico, por fotocopia, por grabación u otros métodos, sin el permiso previo y por escrito de los titulares del *copyright*.
La infracción de los derechos mencionados puede ser constitutiva de delito contra la propiedad intelectual (Arts. 229 y siguientes de la Ley Federal de Derechos de Autor y Arts. 424 y siguientes del Código Penal).

Impreso en los talleres de Litográfica Ingramex, S.A. de C.V.
Centeno núm. 162-1, colonia Granjas Esmeralda, México, D.F.
Impreso en México – *Printed in Mexico*

Índice

- **Prólogo** 11
- **Introducción** 13
- **Breve historia de una transformación**. 17
- **Una red femenina**. 19
- **Nociones básicas** 23
- **El método**. 27
  - FASE 1: En busca del equilibrio. 31
    - Evitar los extremos 33
    - Comprar calidad orgánica. 41
    - Renovar la despensa 45
    - Alimentos que hay que evitar: el azúcar. 51
    - Bebidas que hay que evitar: el alcohol 55
    - Aumentar las legumbres, disminuir la carne. . . 59
    - Más cereales integrales. El arroz 67
    - Las bebidas 71
    - Plato estrella de la fase 1: arroz con lentejas, el plato de la eterna juventud. 74
    - ¿Y si como en un restaurante?. 79
    - Los beneficios de cocinar 84
    - Respirar mejor 88
    - Meditación. La meditación de la sonrisa interior. 91

- Conecta con tu talento 101
- Menús y recetas 107
- Resumen Fase 1 131

FASE 2: Dueña de ti misma 133
- Las propiedades energéticas de los alimentos.. 135
- Introduce nuevos cereales 140
- La soja y sus derivados 151
- Alimentos que hay que evitar: los lácteos 156
- Bebidas que hay que evitar: el café 162
- Cómo combinar los alimentos 168
- Por qué los aceites son tan importantes para las mujeres 174
- Las verduras y cómo cocinarlas 181
- Las bebidas 191
- Plato estrella de la fase 2: el puchero mágico... 196
- Ejercicio e hidratación 199
- Meditación. Estar presente 203
- Conecta con tu talento 207
- Menús y recetas 215
- Resumen Fase 2 239

FASE 3: ¡Estás radiante! 241
- Mantener los buenos hábitos 243
- La temperatura de los alimentos 246
- Formas de cocción 251
- Dales alegría a tus platos: las especias y los condimentos 258
- Plato estrella de la fase 3: sopa de miso 264
- Adelgazar 267
- Limpiar con productos saludables 279
- Ojo con las pantallas 282

ÍNDICE

- Los pechos 285
- La piel. 288
- Ejercicios para el suelo pélvico 292
- Con los pies en la tierra 298
- Meditación. La meditación budista 302
- Conecta con tu talento 307
- Menús y recetas 311
- Resumen Fase 3 331
- **Conclusión: ¡puedes hacerlo!** 335
- **Los 12 principios de la mujer radiante** 338
- **Agradecimientos** 341
- **Bibliografía recomendada** 343
- **Glosario** 347

Prólogo

Es para mí un placer prologar este libro de Pilar Benítez, que es la introducción perfecta para toda mujer que desee mejorar su salud y su bienestar a través de la optimización de su alimentación y la mejora de sus hábitos de vida y su gestión personal.

¡Siéntete radiante! tiene la virtud de ir introduciendo a la lectora de forma paulatina, fácil y amena en los secretos de la nutrición energética y la alimentación saludable, así como en los beneficios de la respiración, el ejercicio y la meditación.

Las pautas que aporta esta obra, basadas en la experiencia de la autora y explicadas en un lenguaje intuitivo, claro y con gran riqueza de matices, están muy bien fundamentadas. De esta forma, el contenido resulta asequible, ameno e intuitivo y mantiene en todo momento el rigor y la veracidad.

En *¡Siéntete radiante!*, Pilar ofrece un recorrido por diferentes aspectos que una mujer debe gestionar para llevar a cabo un cambio realmente profundo y significativo en su salud, su bienestar emocional, su experiencia espiritual y, en general, en su capacidad para mejorar la relación consigo misma y con los demás. Su gran mérito está en hacer fácil y sencillo algo tan aparentemente difícil como renovar nuestros hábitos y rutinas.

Como decía el doctor Caycedo, fundador de la sofrología médica, «el hábito positivo hace la virtud, y el hábito negativo crea el vicio». Por ello se puede decir que éste es un libro virtuoso, pues induce a adquirir hábitos positivos, algo muy valioso en los difíciles tiempos que vivimos para la salud y el bienestar emocional y psíquico, en los que abunda la información pero escasea el conocimiento.

Pilar ha logrado crear un método fácil de seguir, basado tanto en la medicina tradicional naturista occidental como en la oriental, que aborda a la persona en su conjunto y tiene en cuenta su interacción con el medio social, familiar y natural. Un método sencillo y eficaz que, en definitiva, te ayudará a mejorar tu salud y tu bienestar.

Dr. Jorge Pérez-Calvo

Introducción

Soy la mayor de cinco hermanas y he tenido cuatro hijas (además de un hijo varón). Podría decirse que he vivido la mayor parte de mi vida rodeada de mujeres, por lo que creo que algo sé sobre sus necesidades, deseos y problemas. Por eso, y porque la mayor parte de las personas que acuden a mí en busca de consejo también son mujeres, este libro está dedicado específicamente a ellas y a su potencial de transformación.

Nuestro cuerpo tiene una enorme capacidad de autosanación, que puede potenciarse principalmente mediante la alimentación, la respiración, el ejercicio físico, el sueño, la gestión de las emociones y la meditación. Por eso, las mujeres debemos volver a escuchar atentamente a nuestro cuerpo y atender a nuestra intuición.

Siguiendo las pautas que te mostraré a continuación, podrás alcanzar tu mejor nivel energético y estar radiante. Y cuando hablo de estar radiante no me refiero al brillo que se consigue con algunos productos cosméticos, sino a esa irradiación natural de nuestro rostro y nuestro cuerpo cuando estamos energéticamente equilibradas, cuando estamos convencidas de estar ocupando nuestro lugar en el mundo.

Este libro ofrece información, por supuesto, pero sobre todo ofrece capacidad de transformación, es decir, claves prácticas para que te transformes en la mejor versión de ti misma. Muchos de los recursos que te ofreceré se refieren a la alimentación, que es un aspecto básico para la salud y el bienestar (en todos los sentidos, no sólo en el físico), pero también te hablaré sobre cómo adquirir conciencia de tu cuerpo y tus emociones a través de la respiración, el ejercicio y la meditación. Todo ello para que alcances tu máximo nivel de energía, te sientas fuerte y radiante y transmitas esa fortaleza y serenidad a tu entorno.

En cuanto a la nutrición, verás que es esencialmente vegetariana, aunque en este sentido no soy una persona radical ni fundamentalista. En mi casa, por ejemplo, cada uno de mis hijos ha decidido el tipo de alimentación que le va bien, de modo que siempre hay un poco de todo en la nevera y en la despensa, incluida carne (eso sí, siempre orgánica, por las razones que más adelante te explicaré). Simplemente creo que cada persona, según su forma de ser, su edad, su momento vital, etc., necesita más de unos alimentos o de otros.

En el libro te explicaré qué alimentos debes tener en tu despensa, dónde comprarlos, cómo conservarlos, cómo cocinarlos y cómo convertirlos en platos atractivos, energéticos y adecuados a tus necesidades físicas y emocionales de cada momento. También daré respuesta a algunas preguntas que las mujeres nos hacemos con frecuencia, como qué hacer si de pronto te apetece algo dulce o qué alimentos se conservan mejor si cocinas para varios días.

Te hablaré, en resumen, de aspectos que afectan a la

gran mayoría de las mujeres, y de los que también podría hablarte una buena amiga bien informada, con la diferencia de que yo llevo años formándome y aconsejando a mujeres, y a lo largo de todo este tiempo he desarrollado un método de gran eficacia.

Esta propuesta no deja de lado aspectos propios de la mujer como el cuidado de la piel, el uso de tacones y los efectos sobre la salud del uso de los «imprescindibles» *smartphones*; también ofrece consejos para adelgazar, evitar las pérdidas de orina y un largo etcétera.

Éste es, por lo tanto, un libro para mujeres.

Estoy convencida de que formamos una gran red, y de que si compartimos nuestros conocimientos y nuestras experiencias y vivencias podemos enriquecernos mutuamente; y yo me propongo poner en práctica esta creencia.

No sabes lo que hubiera dado por tener toda esta información años atrás. Por eso, me produce una gran satisfacción poder compartirla ahora contigo e imaginar que, en una u otra medida, puede serte útil.

Breve historia de una transformación

Hace años sufrí un problema de salud al que la medicina no encontraba solución. Un esfuerzo importante durante una mudanza, me causó una lesión que necesitó cirugía. La cicatriz resultante no acaba de cerrarse y seguía sangrando, lo cual era doloroso e incómodo. Alguien me habló entonces de la medicina tradicional china. Hasta ese momento no había tenido contacto alguno con la medicina natural, y mucho menos con la medicina oriental, pero desesperada por no encontrar una solución decidí probar. Y aquello fue el principio de una gran transformación personal.

Al frente de aquella consulta a la que acudí no había un chino, sino un señor occidental bien parecido y muy entregado a su trabajo, el doctor Jorge Pérez-Calvo. Con él descubrí todo un mundo que desconocía. Para empezar, me explicó que todos los seres humanos estamos formados por sustancia (que se concentra principalmente en nuestros órganos) y energía, y que, debido a mi alimentación, mi cuerpo tenía muy poca capacidad para regenerar la sustancia que había perdido. Me puso una dieta que seguí al pie de la letra durante algunas semanas y el problema, ¡oh milagro!, desapareció. Más aún: empecé a encontrarme mucho mejor a todos los niveles, con más fuerza y equilibrio. Y, lo más importante de todo, sin necesidad de ninguna medicación, simplemente quitando algunos alimentos de mi dieta y añadiendo otros.

Me pareció un descubrimiento tan interesante que quise aprender más acerca de los efectos de la alimentación sobre la salud. Me inscribí en los cursos que organizaba el centro del doctor Pérez-Calvo. Después, cosas de la vida, empecé a colaborar en la consulta, y desde entonces he pasado más de quince años aprendiendo y colaborando con ese centro.

Como te decía, el cambio en mi alimentación trajo aparejados otros cambios, como una mayor claridad mental. Empecé a sentirme menos atrapada en los laberintos emocionales en los que a menudo me metía y a ser más capaz de analizar lo que me sucedía y relativizarlo. Empecé también a entender la idea de energía, el hecho de que en el universo todo es energía en constante transformación y el efecto energético que los alimentos tienen sobre nuestra salud.

A raíz de aquella primera experiencia me di cuenta de algo muy valioso: no tenía por qué conformarme o resignarme ante mis problemas de salud, sino que podía incidir en ellos de diferentes formas, principalmente a través de la alimentación, pero también del ejercicio físico, la respiración y la gestión de las emociones. Y de que, gestionando de manera adecuada estos aspectos y dedicando regularmente unos momentos a silenciar el insistente discurso mental para dejar espacio a mi intuición y creatividad, podía sentirme radiante y disfrutar de una condición óptima.

Una red femenina

Si se nos apareciera el genio de la lámpara y nos dijera que pidiésemos tres deseos, cada una de nosotras elegiría los suyos en función de sus necesidades y expectativas vitales, pero seguro que entre ellos habría, más allá del dinero o la riqueza material, alguno de la lista siguiente:

- Más energía.
- Perder definitivamente el sobrepeso.
- Saber llevar una dieta equilibrada.
- Mejor humor y más paciencia.
- Menopausia sin síntomas incómodos.
- Mejor salud digestiva.
- Dormir bien.
- Aceptar mejor el envejecimiento.
- Visión positiva de la vida.
- Más concentración.
- Menos preocupación.
- Etcétera.

A falta de genio, somos nosotras las que, ayudándonos unas a otras, debemos resolver estos problemas o cubrir estas necesidades. Por supuesto, acudiendo siempre que sea necesario a los profesionales de la salud adecuados, pues este libro no pretende sustituir los consejos médicos, sino complementarlos.

Muchas de las conclusiones a las que he llegado, y que encontrarás recogidas en las páginas de ¡Siéntete radiante!, han nacido después de un proceso largo, complejo y a veces doloroso. Un proceso durante el cual muchas veces he podido apoyarme en otras mujeres, que, ¡oh casualidad!, han ido apareciendo en mi vida en el momento oportuno. Es importante que valores esto para que seas capaz de actuar de la misma forma con tus amigas, familiares o compañeras, y alimentar así esta gran red femenina de la que te hablo. Porque siento y creo que las mujeres necesitamos apoyarnos unas en otras, como se ha hecho a lo largo de los siglos en casi todas las culturas del mundo.

En las sociedades supuestamente avanzadas, las mujeres hemos pasado a vivir de una forma individualista y muy desconectadas entre nosotras. Parece como si hubiéramos olvidado que hasta hace poco las mujeres de una misma comunidad se ayudaban entre sí en muchos momentos de la vida: cuando una de ellas se casaba, todas contribuían a los preparativos; cuando una tenía un hijo, la acompañaban en el parto y cuidaban de sus otros hijos; cuando se le moría un familiar, la acompañaban en el duelo. No era algo exclusivamente práctico, organizativo, sino también afectivo, de manera que todas ellas, tanto las que ayudaban como las que recibían la ayuda, se sentían muy acompañadas.

El modelo femenino es, en general, más nutritivo, envolvente, considerado e intuitivo, mientras que el masculino suele ser más idealista, visionario, impulsivo e impaciente (lo cual también tiene su parte positiva, claro). Sería maravilloso recuperar, en nuestra sociedad moderna y cosmopolita, algo de ese espíritu de solidaridad femenina, algo de ese compartir experiencias de vida, acontecimientos y ceremonias con las mujeres de nuestro entorno. Recuperar ese calor y ese sentimiento de pertenencia a un grupo. No sólo para superar problemas, sino para compartir alegrías.

Creo que este compartir entre mujeres se debe dar a diferentes niveles. Por ejemplo, entre mujeres de la misma edad que pueden estar viviendo un mismo momento vital, pues cuando las cosas se comparten y se contrastan todo se desdramatiza y se relativiza. Pero también es muy interesante conocer la experiencia de las mujeres más mayores que nosotras y recoger sus enseñanzas.

No estoy hablando de feminismo, sino de feminidad. Es decir, no es que los hombres no sepan compartir o que las mujeres no debamos compartir con los hombres. Al contrario: creo que nuestras energías son totalmente complementarias. A mí me encanta conocer los puntos de vista de los varones, sus opiniones, y observar su forma de moverse en el mundo. Resulta muy enriquecedor. De hecho, también me he encontrado con hombres que han sido para mí referencias muy importantes, ejemplos de sabiduría y coraje. Lo que sucede es que las mujeres, cuando nos ayudamos entre nosotras, hacemos renacer una sabiduría ancestral. Y entonces nos convertimos en fuente de inspiración y creatividad. Fuente de vida.

CUIDAR DE LA HUMANIDAD

Vivimos en un mundo muy interdependiente y por eso nos necesitamos unas a otras. Para afrontar los problemas cada día más complejos que nos afectan, tanto las mujeres como los hombres debemos unirnos y compartir, y hacerlo no tanto desde la mente inquieta y caprichosa como desde la generosidad y la intuición. De alguna manera sería fantástico que pudiéramos unirnos todas las mujeres desde esa frecuencia con la que todas podemos sintonizar, si estamos en equilibrio para cuidar a esa familia global que es la humanidad, apoyar a todos sus miembros, empezando por nosotras mismas, nuestras familias, nuestros amigos y vecinos, nuestra ciudad, nuestro país, etc. Desde nuestra individualidad, tratando de estar bien nosotras mismas e irradiar ese bienestar, y a la vez creando vínculos y compartiendo, podemos contribuir decisivamente a mantener la armonía en el entorno en que vivimos. Esta idea es la que me mueve a compartir mis experiencias y aprendizajes a través de este libro.

Nociones básicas

El ser humano se nutre de energía celeste y energía terrestre. La primera viene del cielo y es más masculina, mientras que la segunda viene de la tierra y es más femenina. Hombres y mujeres toman diferentes proporciones de energía celeste y terrestre (las mujeres toman más de la segunda), y eso explica la mayoría de las diferencias entre un género y otro. En nuestro planeta, la energía celeste es más intensa en los polos, mientras que la energía terrestre lo es más en los trópicos. La energía terrestre es la que más alimenta el mundo vegetal; eso explica que en los trópicos exista una vegetación tan exuberante y expansiva.

La medicina tradicional china (MTC) considera que los seres humanos tenemos una sustancia sutil que se aloja en nuestros órganos, básicamente en los riñones y el cerebro, a la que llama **«esencia prenatal»**. Se trata del legado de nuestros padres al nacer, y tiene mucho que ver con el embarazo de la madre. Por otro lado, tenemos la **«esencia posnatal»**, que se genera día a día con lo que comemos y con nuestros hábitos de vida. Es importante que con la alimentación vayamos generando esencia posnatal para no consumir la prenatal, pues, según la medicina china, cuando consumimos esta esencia prenatal morimos. Con cada acto vital gastamos esencia posnatal, por lo que es básico reponerla de forma adecuada. Saber esto nos debe hacer más conscientes y plantearnos si lo que nos metemos en la boca a diario suma o resta esencia. Es importante que las mujeres conservemos nuestra esencia prenatal lo más intacta posible, pues así tardaremos más en envejecer, y cuando inevitablemente lo hagamos, al menos envejeceremos mejor. Existe también un vínculo estrecho entre la esencia y la capacidad intelectual, la capacidad de concentración, la fluidez mental y la capacidad para estar en calma con nosotras mismas. O sea, se trata de estar más presentes, más en nosotras mismas, en paz y tranquilidad, para así gestionar mejor nuestros recursos.

La esencia está muy relacionada con el estado de los riñones. Las mujeres solemos tener, por diferentes motivos, un gran desgaste de la energía y la sustancia de los riñones, pero con una alimentación adecuada podemos paliar esto y llegar al final del día con energía a pesar del esfuerzo. Esto nos permitirá también tener una libido más activa y afrontar las situaciones con más serenidad.

Los alimentos que restituyen la esencia, como veremos, son principalmente los cereales integrales, las legumbres y las semillas. También ayudan los aceites (de primera presión en frío), el pescado y los frutos secos. Los granos son ricos en esencia porque conservan la capacidad de germinar, de producir vida (no ocurre lo mismo, claro, cuando hemos convertido el grano en harina o en sémola). Es importante saber cocinar bien los granos para que no pierdan este don esencial. Más adelante veremos cómo hacerlo.

Además de la esencia, según la MTC, los componentes

más importantes con los que contamos son la **energía corporal**, la **sustancia** (que ayuda a formar los órganos, los fluidos corporales y los tejidos conjuntivos) y la **sangre** (que permite que la energía y la sustancia de los alimentos lleguen a nuestros órganos). Nuestra salud va a depender en gran medida de la esencia, de la energía, de la sustancia y de la sangre.

Por otra parte, cada persona nace con una constitución y con el tiempo desarrolla una condición. La **constitución** es el conjunto de características físicas y energéticas con las que nacemos, algo así como nuestra «marca de fábrica». Nos habla de la estructura interna y de la fortaleza del organismo, y no podemos modificarla. En cuanto a la **condición**, es el resultado de cómo nos cuidamos y, por lo tanto, sí podemos incidir sobre ella. Es el estado en que nos encontramos en función de cómo vivimos, principalmente de cómo comemos, pero también de cómo respiramos, de qué ejercicio hacemos, de cómo dormimos y de cómo gestionamos nuestras emociones y nuestros pensamientos.

Constitución física

Conjunto de características físicas y energéticas con las que nacemos.

Condición física

Características que dependen de nuestro estilo de vida, nuestra alimentación, nuestros hábitos, etcétera.

El método
Las tres fases del manual de salud natural para mujeres

Este manual de salud natural para mujeres se divide en tres fases. No es necesario que las sigas todas para encontrarte mejor, sino que puedes avanzar hasta donde tú quieras. Eso sí, es importante que sigas el orden establecido, es decir, que no te saltes fases ni las abordes en un orden distinto al propuesto. Algunos cambios, especialmente en lo que respecta a la alimentación, tal vez te obliguen a modificar tus hábitos o a cambiar buena parte de los productos que consumes y las recetas que cocinas; por eso te propongo un cambio progresivo que te permita ir adaptándote.

Éstas son las tres fases:

1. En busca del equilibrio
Consiste principalmente en evitar los alimentos extremos, como el azúcar y el alcohol, y reducir el consumo de otros como la carne. También suprimiremos, en la medida de lo posible, alimentos enlatados y transgénicos. Para eso, seguramente tendrás que renovar tu despensa, cambiando unos alimentos por otros, así como las proporciones de los que ya consumes. Además veremos cómo respirar mejor y empezaremos a practicar la meditación, e investigaremos para dar con el talento que te hace única.

Para esta fase, como para las posteriores, te propondré una serie de recetas y menús para facilitarte la tarea.

2. Dueña de ti misma

Introduciremos nuevos alimentos y condimentos para tener más variedad y empezar a controlar nuestro estado físico y emocional. Por ejemplo, las proteínas de origen vegetal. O las algas. Veremos que comer sano no está reñido con la variedad y la diversión en la cocina.

En esta fase empezaremos a entender mejor lo que nos pide el cuerpo y a cocinar platos específicos para cada momento y necesidad, en función del estado en que nos encontremos.

Seguiremos avanzando en la meditación y en la conexión con tu esencia.

3. ¡Estás radiante!

Eliminaremos por completo los alimentos que no nos convienen. Aprenderemos a enriquecer los platos con especias y condimentos.

En esta tercera fase veremos, además, cómo actuar en relación con determinados problemas o circunstancias: cómo adelgazar, cómo cuidar los pechos o la piel, cómo fortalecer el suelo pélvico, etc.

Profundizaremos en la meditación y en la conexión con tu talento, tu potencial.

Después de completar la primera fase es muy probable que experimentes una gran mejora en tu energía y en tu estado físico y anímico en general. Puedes quedarte ahí, si lo deseas, no es imprescindible que completes todas las fases. También puedes dejarlo al finalizar la segunda fase. Ahora bien, te aseguro que cuanto más avances, mejor te sentirás, más dueña de tu cuerpo y de tus pensamientos, objetivos y emociones y, en definitiva, de tu vida. ¡Y más radiante!

En cada fase te indico una serie de pautas que tienen que ver con la alimentación, la respiración, la meditación, la conexión con tu verdadera naturaleza, tu potencial. Una buena parte del manual, como verás, se ocupa de la alimentación, pues a través de ella podemos incidir muchísimo en nuestra salud y nuestro bienestar. En este sentido, para cada fase te indico qué alimentos conviene tomar y cuáles evitar, así como la explicación que justifica estas recomendaciones. También incluyo un plato estrella, al que considero el más representativo de cada fase. Como verás, y esto es importante, comer bien no está reñido con probar cosas nuevas, con experimentar, con divertirse y con disfrutar comiendo.

Aunque la alimentación es un aspecto básico e incluso puede tener efectos terapéuticos (como veremos principalmente en la tercera fase), la propuesta de salud natural para mujeres que te presento va más allá y te procura también una mejora emocional e incluso espiritual. Los seres humanos somos un sistema en el que todo está entremezclado y entrelazado, y a lo largo de mi vida he ido descubriendo que las mejoras en un aspecto abren la puerta a otros progresos y contribuyen al bienestar del conjunto. Por eso, en cada fase te propongo en cada fase una serie de pautas o prácticas relacionadas con el ejercicio físico, la respiración, la meditación, la gestión de las emociones y la conexión con tu talento.

Nada más. Te invito a adentrarte en este sencillo y eficaz manual que comparto contigo con el deseo de que te sientas una mujer radiante.

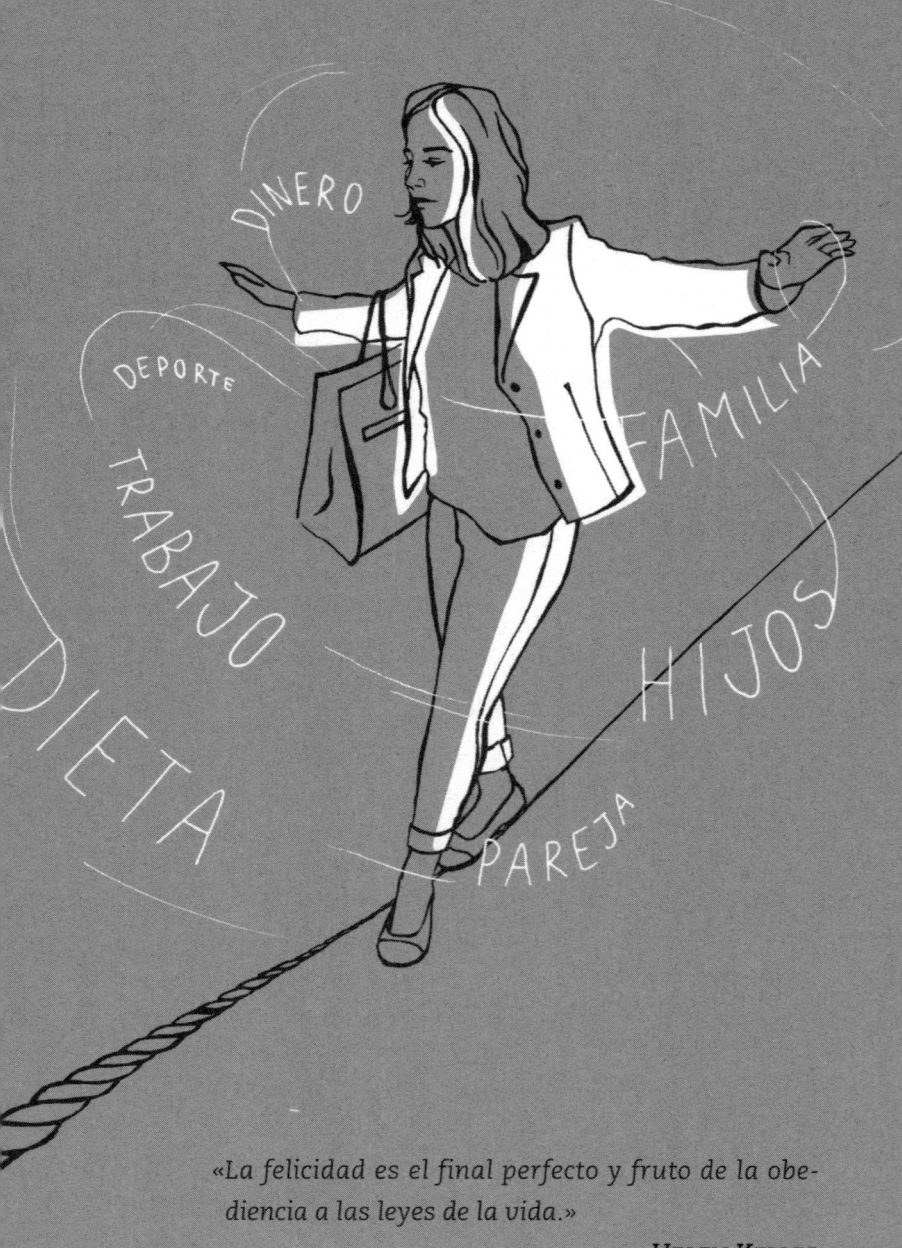

«La felicidad es el final perfecto y fruto de la obediencia a las leyes de la vida.»

HELEN KELLER

FASE 1
En busca del equilibrio

- Evitar los extremos
- Comprar calidad orgánica
- Renovar la despensa
- Alimentos que hay que evitar: el azúcar
- Bebidas que hay que evitar: el alcohol
- Aumentar las legumbres, disminuir la carne
- Más cereales integrales. El arroz
- Las bebidas
- Plato estrella de la fase 1: arroz con lentejas, el plato de la eterna juventud
- ¿Y si como en un restaurante?
- Los beneficios de cocinar
- Respirar mejor
- Meditación. La meditación de la sonrisa interior
- Conecta con tu talento
- Menús y recetas

Evitar los extremos

Una alimentación equilibrada es la base para un estado físico, mental y emocional igualmente equilibrado. Y para conseguirlo hay que evitar los extremos. Existen alimentos que causan contracción y otros expansión, igual que en la naturaleza hay todo tipo de fenómenos contractivos o expansivos. No te asustes, no se trata de aprender conceptos extraños o complicados. En realidad, todo es muy sencillo.

Lo importante es saber que hay que evitar los alimentos extremadamente contractivos y expansivos. El cuerpo busca constantemente el equilibrio, por lo que si comemos alimentos muy expansivos a continuación nos apetecerán los muy contractivos, y viceversa. Esta es la forma de comer que mayoritariamente impera en nuestra sociedad: vamos de extremo a extremo, de la carne, el embutido o los huevos (contractivos) a los pasteles, bollos, chocolate o los helados (expansivos). Intuitivamente el cuerpo se esfuerza por buscar un equilibrio, y este empeño continuo lo debilita, ya que conlleva un desgaste permanente, especialmente del sistema nervioso, lo que debilita el sistema emocional. O sea, que lo que comes, aunque te parezca sorprendente, ¡también afecta a tus emociones!

Por ejemplo, si comes una hamburguesa, que es un alimento contractivo y que produce tensión en los tejidos, el organismo necesitará inmediatamente un alimento del extremo opuesto, muy expansivo, para restablecer su equilibrio, por ejemplo un helado o un postre dulce (algo con azúcar). El problema es que cuando comes de esta manera no te apetecen los alimentos centrados, y esos alimentos son, precisamente, los que más contribuyen a tu bienestar y los que deberían formar parte de tu dieta en mayor medida.

Los alimentos más equilibrados son los granos integrales, que incluyen los cereales integrales, las legumbres y las semillas. También son equilibradas las verduras, las frutas y las algas, el pescado y el marisco. Si a esto añadimos una serie de condimentos y bebidas, tenemos suficientes ingredientes para elaborar una dieta rica, variada, sabrosa, energética y muy muy saludable, como te mostraré más adelante a lo largo del texto y en una serie de recetas y menús.

Los granos son muy muy importantes, como lo demuestra el hecho de que a lo largo de la historia de la humanidad han estado muy presentes en todas las culturas, es más, han sido la base de la alimentación de las grandes civilizaciones. Son importantes, además, porque cualquier grano, por insignificante que nos parezca, lleva en su interior el potencial de germinar y crear una nueva planta; es potencial de vida y, por lo tanto, una energía muy potente. Los granos contienen esencia, lo que nos ayuda a regenerar la sustancia y la energía de nuestros órganos y de todo nuestro cuerpo.

Dentro de los granos se encuentran los cereales integrales, como el arroz integral y otros tipos de arroz, el mijo, la cebada, la avena, el centeno, el trigo sarraceno, el maíz, el amaranto, la quinoa, etc. Por otro lado tenemos los derivados de los granos, como la pasta, el cuscús, el bulgur, etc. Es posible que no conozcas algunos de estos granos, ya que nuestra cultura se ha centrado sólo en unos pocos (el arroz y el trigo, sobre todo), pero hoy en día son muy fáciles de encontrar y existen muchas formas de cocinarlos para hacer su consumo no sólo saludable, sino también atractivo.

Las legumbres también son granos. Entre ellos están los guisantes, la soja, las alubias (blancas, rojas, etc.), las lentejas, los garbanzos, las judías y los azukis, principalmente. Cuentan con numerosas variedades, así como con alimentos derivados, igual que los cereales. Las legumbres constituyen una fuente fantástica de proteínas de calidad y de esencia, por lo que nos ayudan a regenerar la sustancia de los órganos y los tejidos.

También dentro de los granos están las semillas, por ejemplo las de girasol, calabaza, sésamo, lino, etc., muy ricas en ácidos grasos esenciales, vitaminas y minerales.

Los granos, y en especial los de cereales integrales, deberían ser la base de nuestra dieta, más aún, deberían constituir alrededor del 50 % de nuestra dieta diaria, pues su consumo nos aporta los nutrientes básicos para una buena salud. Ah, y por si tienes dudas, no es cierto el mito de que los cereales integrales engorden.

En resumen, hay que evitar en lo posible los alimentos extremos, es decir, los que son muy expansivos o muy contractivos.

ALIMENTOS CONTRACTIVOS

La sal es uno de los alimentos más contractivos, como también lo son los huevos de ave, las carnes rojas, el cerdo, todos los embutidos, el caviar y la carne de ave. También son contractivos, aunque en menor medida, los pescados y mariscos.

¿Qué sucede cuando tomamos productos muy salados? Se produce un efecto de retención y tensión muscular y mental. Por eso, rápidamente el cuerpo se va a buscar el azúcar, o sea, pide alimentos dulces. Hay culturas en el planeta que tienen como base de su dieta la carne y el azúcar, y eso da lugar a un carácter bastante explosivo.

ALIMENTOS EXPANSIVOS

El azúcar es un alimento muy expansivo, por lo que produce falta de concentración, debilitación de la fuerza de voluntad y del ánimo, dispersión, etc. Por eso sería aconsejable eliminar en la dieta infantil no sólo el azúcar, sino los productos que de una forma u otra lo contienen, que son muchos más de los que pensamos. Ah, y me refiero a todos los azúcares y edulcorantes: blanco, moreno, de caña, refinado, fructosa, miel, sacarina, sorbitol, etc. La miel pura de abeja, en pequeñas cantidades, es muy recomendable para ayudar a combatir resfriados. Se puede tomar disuelta en una bebida caliente, pero es mejor usarla de forma puntual.

También son expansivas las frutas tropicales. No es lo mismo comerse una piña o un mango en una zona calurosa de la Tierra que tomarla en Barcelona en invierno. En el segundo caso, nos producirá una expansión de los tejidos que no nos conviene, pues cuando hace frío los tejidos tienen que contraerse para mantener el calor interno.

Los lácteos (mantequillas, quesos blandos, yogures, algunas cremas, helados, etc.) también son expansivos, como las harinas blancas, los alimentos enlatados, los congelados, los refrescos comerciales y cualquier producto con aditivos químicos (colorantes, saborizantes, etc.).

¡SIÉNTETE RADIANTE!

ALIMENTOS CENTRADOS

PESCADOS Y MARISCOS
- Almeja
- Arenque
- Bacalao
- Cangrejo
- Gamba
- Langosta
- Pescado azul
- Pescado blanco
- Pulpo
- Salmón
- Salmonete
- Ostra
- Trucha

CONDIMENTOS
- Sal marina
- Tamari
- Shoyu
- Miso
- Gomasio
- Tekka
- Shio Kombu
- Polvo de algas
- Hojas de shiso
- Copos de nori
- Vinagre de umeboshi
- Vinagre de arroz

ALGAS
- Agar-agar
- Arame
- Dulse
- Hiziki
- Kelp
- Kombu
- Nori
- Wakame
- Espagueti de mar
- Otras

SEMILLAS Y FRUTOS SECOS
- Almendra
- Avellana
- Cacahuete
- Piñón
- Pistacho
- Nuez
- Semillas de sésamo
- Semillas de calabaza
- Semillas de girasol

GRANOS INTEGRALES Y DERIVADOS
- Arroz integral
- Arroz dulce
- Arroz salvaje
- Arroz rojo
- Quinoa
- Mijo
- Cebada
- Avena
- Centeno
- Trigo sarraceno
- Maíz
- Amaranto
- Pan integral de levadura madre
- Galletas de cereal en grano hinchado
- Soba
- Udon
- Pasta integral
- Cuscús
- Bulgur
- Seitán
- Mochi

LEGUMBRES Y SUS DERIVADOS
- Azuki
- Guisantes
- Alubias
- Lentejas
- Garbanzos
- Judías
- Soja
- Tempeh
- Miso
- Nato
- Tofu
- Otros derivados

PICKLES
- Umeboshi
- Verduras fermentadas

BEBIDAS
- Agua mineral
- Té de tres años: té bancha té kukicha
- Tés de grano tostado
- Té de Kombu
- Infusiones
- Caldos vegetales

EL MÉTODO. FASE 1: EN BUSCA DEL EQUILIBRIO

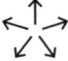

VERDURAS	solanáceas	CONDIMENTOS	ENDULZANTES
de raíz	· Patata	· Vinagre de manzana	· Melaza de cereales
· Cebolla	· Tomate	· Vinagre de vino	· Zumo de frutas
· Zanahoria	· Berenjena	· Mostaza	· Frutas secas
· Nabo	· Pimiento		· Fruta cocinada
· Chirivía		**ESTIMULANTES**	· Amasake
· Remolacha	**FRUTAS**	· Té negro	· Estevia
· Rábano	· Fresa	· Té verde	· Regaliz
· Bardana	· Frambuesa	· Té rojo	
· Daikon	· Mora	· Tés aromáticos	**FRUTAS**
· Lotus	· Arándano	· Café	· Higo
redondas	· Sandía	· Cola	· Kiwi
· Calabaza	· Melón	· Refrescos naturales	· Mango
· Brócoli	· Cereza	· Cacao	· Ciruela
· Brécol	· Manzana		
· Col	· Pera		
· Coliflor	· Albaricoque		
de fruto y tallo	· Melocotón		
· Pepino	· Limón		
· Apio	· Naranja		
· Judía verde	· Olivas		
· Aguacate	· Plátano		
· Guisante	· Coco		
· Puerro			
· Espárrago	**BEBIDAS**		
· Cebolleta	· Zumo de frutas		
· Cebollino	· Sidra		
de hoja	· Bebidas vegetales		
· Acelgas	· Otras bebidas naturales		
· Espinaca			
· Endivia			
· Escarola			
· Lechuga			
· Berro			
· Hojas de rábano			

¡SIÉNTETE RADIANTE!

ALIMENTOS CENTRADOS NO RECOMENDADOS

MUY CONTRACTIVO	MUY EXPANSIVO
· Sal refinada · Sal yodada · Ginseng* **HUEVOS** **CARNES** · Ternera · Cordero · Cerdo · Embutidos · Otras **VOLATERÍA** · Pollo · Pato · Faisán · Pavo · Otros **ALIMENTOS PROCESADOS** · Aceites refinados · Margarinas · Vinagres comerciales · Harina blanca · Bollería industrial · Granos refinados · Comida rápida y precocinada · Congelados y enlatados · Productos con aditivos químicos, colorantes, saborizantes, etc. **LÁCTEOS** · Mantequilla · Queso · Yogur · Crema · Helado · Kéfir · Leche · Otros **ALIMENTOS TRANSGÉNICOS**	**QUÍMICOS Y DROGAS*** **ENDULZANTES** · Aspartamo · Azúcar moreno · Azúcar de caña · Azúcar refinado · Sirope de agave · Chocolate · Fructosa · Miel · Sacarina · Sorbitol · Xilitol · Otros **BEBIDAS ALCOHÓLICAS** · Cerveza · Vino · Otras

* Utilizar sólo bajo supervisión médica o de un especialista.

Comprar calidad orgánica

«Sólo cuando el último árbol esté muerto, el último río envenenado y el último pez atrapado, te darás cuenta de que no puedes comer dinero.»

Sabiduría indoamericana

Aún somos minoría las personas ecosensibles que procuramos comprar alimentos no transgénicos, de producción totalmente ecológica, sin conservantes ni otros productos químicos añadidos. Sin embargo, somos una minoría en crecimiento. Cada vez somos más los que nos preocupamos por la calidad de los alimentos que compramos más allá del simple hecho de que sean productos frescos o estén bien conservados (algo que, por supuesto, también es importante).

No me cansaré de insistir, como hago con todas las mujeres que acuden a mí en busca de consejo, en que comprar alimentos verdaderamente naturales, lo que llamo «calidad orgánica», es en realidad una inversión en salud. Aunque en algún caso pueden resultar un poco más caros, lo que ganas en vitalidad y salud tiene un valor incalculable. Te aseguro que lo que puedas pagar de más te lo ahorrarás en problemas, no sólo tuyos, sino también de tus hijos, si eres madre. Problemas, por ejemplo, de alergias, de sueño, de digestión e incluso psicológicos. Además, no necesitarás los complementos nutricionales que seguramente tomas o acabarás tomando para compensar la falta de vitaminas o minerales de muchos alimentos de consumo habitual. Y como te encontrarás mucho mejor, rendirás mucho más, sacarás mejor partido de tus recursos, te planificarás más eficazmente y obtendrás mayor provecho de las oportunidades que te ofrezca la vida.

Adquirir «calidad orgánica» significa, por ejemplo, comprar verduras y frutas de cultivo ecológico, y productos envasados que lleven el sello oficial que certifique la garantía ecológica. Cada vez es más fácil encontrarlos, incluso en las grandes ciudades, debido a que el movimiento social a favor de este tipo de productos está en crecimiento. Y no sólo porque sean mejores para nuestra salud, sino porque su consumo es una forma de responsabilizarse también del planeta y de velar por su protección. No hay que olvidar que después de nosotros vendrán otros, y que lo que hagamos o dejemos de hacer hoy tendrá consecuencias decisivas para el futuro de la humanidad.

No me gustan las prohibiciones. Cada uno es libre de hacer con su cuerpo y su vida lo que quiera. Ahora bien, si has decidido seguir este manual y realmente quieres sentirte radiante no tendrás más remedio que modificar algunos hábitos alimentarios lo antes posible. Entre los alimentos que debes evitar se encuentran, por ejemplo, los enlatados, pues están bastante desvitalizados y proporcionan poca energía. Además, muchas veces contienen productos químicos que pueden perjudicar nuestro metabolismo, como por ejemplo los bifenoles, que afectan a nuestro sistema hormonal. Las conservas y los alimentos enlatados suelen ir acompañados por lo general de muchos conservantes, colorantes, potenciadores del sabor, estabilizantes, espesantes, etc. Si queremos comer alimentos en conserva, intentemos que estén en tarros de cristal, que sean de origen ecológico y que contengan los mínimos productos químicos posibles (pesticidas, conservantes, colorantes, saborizantes, etc.).

También conviene prescindir, como veremos más adelante, de todas las carnes de animales que hayan sido tratadas con hormonas, antibióticos, etc., pues de una forma u otra esos productos pasan a nuestro organismo al consumirlas. Y, por supuesto, de los transgénicos (el maíz, la soja, otros cereales), un experimento que no sabemos dónde nos puede llevar y que hemos incorporado sin valorar lo suficiente sus riesgos. A muchas personas, especialmente mujeres, la intuición nos dice que la alteración de los códigos de la madre naturaleza difícilmente podría no tener consecuencias negativas. No sabemos todavía cómo va a gestionar a largo plazo nuestro cuerpo esas alteraciones genéticas que se practican para lograr semillas más resistentes a las plagas o de crecimiento más rápido. Los alimentos transgénicos responden a la ambición de una serie de empresas, no a una voluntad de mejorar la salud de la población. Por lo tanto, como consumidoras conscientes, no deberíamos dejarnos manipular.

TU CUERPO ES UN TEMPLO

Es básico saber qué nos estamos metiendo en el cuerpo si queremos controlar nuestra dieta. Para eso hay que mirar las etiquetas y leer los ingredientes de lo que compramos, y adquirir así un poco más de conciencia de lo que estamos consumiendo. Nuestro cuerpo es un templo y debemos cuidarlo y respetarlo.

De la misma manera, es fundamental conocer las propiedades de los diferentes alimentos si queremos comer «con propósito», es decir, no limitarnos a llenar el estómago y saciar el hambre. Comer con propósito no sólo significa cuidarte en general para sentirte mejor, sino ser capaz de usar la alimentación como medio para afrontar tu vida en óptimo estado.

Renovar la despensa

Resumiendo lo visto hasta este momento, a partir de ahora vamos a evitar en lo posible los alimentos muy contractivos o muy expansivos y vamos a comprar alimentos de «calidad orgánica». El siguiente paso consiste en renovar la despensa. Vamos a sustituir una serie de alimentos por otros más saludables. Seguramente algunos ya los conocerás o incluso los usarás de forma habitual, pero es posible que otros tengas que comprarlos. En cualquier caso, nuestra despensa básica para esta primera fase estaría compuesta de (te resalto en negrita lo que es imprescindible para empezar):

Cereales
- **Arroz integral** de grano redondo, que sería la base de la alimentación en esta etapa.
- Quinoa en grano.
- Mijo pelado.
- Copos finos de avena (los recomiendo frente a los copos más gordos, porque las cremas quedan mucho más suaves).
- Pasta integral. Podemos comprarla más oscura y ruda o menos, que cada una escoja la que crea que le va a gustar más. Por ejemplo, la pasta hecha con mijo y con qui-

noa parece pasta blanca, es muy ligera y además muy digestiva.

Legumbres

- **Lenteja** roja o pardina, garbanzos, alubias y azukis. Puedes empezar comprándolas cocinadas. Hay algunas marcas que las ofrecen muy blandas y otras más duras. Puedes ir probando y quedarte siempre con las que estén blanditas. Si van en botes de cristal, procura que no lleven conservantes artificiales, sólo agua y sal. Si llevan un poco de ácido cítrico como conservante no hay inconveniente. En los mercados también las ofrecen cocidas a granel.

Proteína animal

- Durante esta primera fase todavía podemos comer algo de carne magra, pero hay que comprarla de producción totalmente ecológica para evitar los residuos tóxicos que puedan tener.
- Pescado. Podemos comprarlo fresco o ultracongelado, pero sobre todo que no sea de piscifactoría o, si lo es, que se certifique que los piensos con los que han alimentado al pescado no contienen transgénicos.

Condimentos

- **Condimentos carminativos** como laurel, ajo, jengibre (fresco en raíz, no en polvo), comino y canela en rama.
- **Aceite de primera presión en frío**. Recomiendo comprar botellas que no sean muy grandes para no dar tiempo a que se rancie. Además de aceite de oliva, compra de sé-

samo. Guarda este último en la nevera para que aguante más tiempo.
- **Sal marina**.
- **Shoyu** o **tamari**, que son salsas procedentes de la fermentación de la soja (la primera es algo más suave).
- Vinagre de arroz.
- **Gomasio** (mezcla de sal y semilla de sésamo tostada y triturada).
- Ciruela umeboshi o pasta de ciruela umeboshi.

Otros
- **Verduras** y frutas de temporada.
- Algas. Para empezar **alga kombu** y alga wakame. El alga kombu la vamos a utilizar en la cocción de la mayoría de los cereales y legumbres estofadas y el alga wakame la usaremos mezclada con las verduras, las ensaladas y las sopas.
- Algunos bloques de tofu y de tempeh.
- Alguna bola de seitán.
- **Semillas**. Para empezar, de girasol, calabaza y sésamo.
- **Regaliz** y **melaza de arroz** para endulzar. Hay otros endulzantes, como veremos, pero en un principio nos irán bien éstos.

Bebidas
- Té de tres años kukicha, bancha y mu, todos ellos bajísimos en teína. El té mu lo tomaremos en los desayunos, sobre todo en invierno, porque nos da mucha energía. En la primera fase podemos seguir tomando café, pero es recomendable empezar a sustituirlo por un té or-

gánico o un café de cereales (veremos más detalles en la fase 2).

Con esto ya tendrás una despensa indispensable para cocinar bien y empezar a comer de forma más equilibrada y con todos los nutrientes necesarios. En las siguientes fases iremos incorporando otros alimentos, pero ésta ya es una buena base.

La mayoría de los productos de esta lista se venden en tiendas especializadas y en secciones también especializadas en dietética, en supermercados y en grandes superficies. Cada vez hay más conciencia sobre la importancia de una buena alimentación, por lo que hoy en día se pueden encontrar casi en cada barrio tiendas donde comprar verdura ecológica, cereales integrales, etc. También hay tiendas en internet para quienes no tienen tiempo de desplazarse, así como supermercados o cooperativas que hacen envíos a domicilio.

Tal vez te asustes cuando veas que el arroz integral, por ejemplo, es más caro que el arroz blanco que puedes encontrar en cualquier supermercado. Sin embargo, con la dieta que te propongo (que, te recuerdo, más que una dieta es un cambio de hábitos) prácticamente dejarás de consumir muchos productos costosos, como la carne, los embutidos, los quesos, las salsas, los pasteles, los helados, las mantequillas, etc. Piensa que tu aporte de proteína va a venir sobre todo de la legumbre, que es un alimento mucho más económico que la carne y que cunde mucho.

Las verduras ecológicas son un poco más caras que las verduras cultivadas de forma intensiva, igual que los aceites de primera presión en frío son más caros que los aceites refinados, pero hay que hacer la comparación de una forma global. Ten en cuenta también, como te decía antes, el ahorro en complementos alimenticios o energéticos, así como en medicamentos (antiácidos, laxantes, etc.) y otros productos de cuidado personal (tratamientos cutáneos, capilares, cosméticos, cremas antiarrugas, etc.).

Piensa que comer de la manera que te propongo en este libro es el mejor cosmético que existe, porque ingerirás ácidos grasos esenciales y minerales de buena calidad, betacarotenos, etc., es decir, productos que desde dentro van a cuidar tu piel, tu cabello, tus uñas, etc. Al final, comprobarás que no sólo no gastas más, sino que generas más porque estás en mejor forma, más radiante.

TRUCO
Semillas para ensaladas o para picar entre horas.

Puedes tostar una buena cantidad de semillas de girasol y de calabaza, así las tendrás a mano para añadirlas a los cereales, las verduras, las ensaladas o purés, o para comerlas entre horas cuando te apetezca picar algo. Es fácil. Las pones a tostar en una sartén (¡sin aceite!) y las remueves con una espátula para que no se quemen. Cuando están un poco doraditas las apartas del fuego y las aliñas con unas gotas de vinagre de umeboshi. Las extiendes en una bandeja, las dejas enfriar y las guardas en botes de cristal de cierre hermético en un lugar fresco sin luz directa.

> **TRUCO**
> Tener siempre algo preparado.

Es bueno también tener siempre en la nevera una base de caldo de verduras para hacer sopas rápidamente, así como arroz hervido y alguna legumbre cocida, que nos pueden servir para dos o tres días.

Alimentos que hay que evitar: el azúcar

Vamos a ver a continuación una serie de alimentos comunes que te recomiendo encarecidamente evitar a partir de ahora y de forma permanente. Veremos, asimismo, alimentos que nos pueden servir de alternativa. Empezaremos con el **azúcar**.

Como en esta primera fase vamos a reducir todo lo que podamos el consumo de carne, también podemos dejar otro alimento extremo al que va muy asociada energéticamente: el azúcar. Y no sólo el refinado (el blanco), sino todas las modalidades y versiones. El azúcar nos desmineraliza durante su proceso de metabolización. Además, acidifica la sangre, es decir, desequilibra el pH (el equilibrio ácido/alcalino). También elimina del organismo el complejo vitamínico B, altera la flora intestinal, desprende componentes químicos procedentes de su proceso de fabricación, etc. A todo esto, que no es poco, hay que sumar efectos energéticos como la dispersión, la falta de concentración, alteraciones en el estado de ánimo, etc. Es cierto que en ocasiones necesitamos algo dulce, y que el sabor dulce es nutritivo y tónico, nos ayuda a regenerarnos. El problema es que los endulzantes que estamos acostumbrados a tomar son muy artificiales y expansivos.

Tampoco es aconsejable el uso regular de la **miel** (tan sólo debemos consumirla para tratar algunas dolencias, y siempre que sea miel pura de abeja) ni otros endulzantes como la sacarina, la fructosa, etc. Todos ellos son azúcares simples, que el cuerpo asimila de forma rápida y cuya energía, por lo tanto, es intensa pero dura muy poco, y a la postre nos desgasta, pues en su proceso de absorción nos «roban» mucha vitamina B y minerales. Son más aconsejables los azúcares complejos (polisacáridos), de asimilación lenta, que normalmente se encuentran en los alimentos junto con los minerales y enzimas necesarias para su metabolización. Si consumes un plato diario de cereales integrales, legumbres, verduras, frutas y frutos secos tendrás más energía y mejor repartida, es decir, más constante a lo largo del día. Y verás que cada vez te apetecen menos los dulces.

Si queremos endulzar un té, un café de cereales, una tarta, una crep, etc., tenemos distintos recursos.

- Las **melazas de cereales**. Son muy parecidas a la miel, pero sin los efectos desmineralizantes y alcalinizantes de la miel. Las melazas de cereales más suaves son las de arroz y las de maíz. También tenemos melaza de avena y de quinoa, ambas muy dulces, melosas y sabrosas. La de cebada es más espesa y más fuerte, ideal para cuando estamos tensas, pues tonifica y relaja el hígado.

- Además de las melazas, podemos utilizar una infusión de **regaliz** de palo. Si desmenuzamos un pedazo de regaliz y lo hervimos durante un minuto tendremos una bebida dulce que podremos incorporar, por ejemplo, a un té o a cualquier otra bebida. Este endulzante natural nos ayuda también a regular la tensión cuando la tenemos baja o a suavizar la garganta si tenemos tos, pues tiene un efecto lubricante. De todos modos, ten en cuenta que no debes tomarlo si padeces de hipertensión, pues el regaliz sube la tensión. Por el contrario, si tienes la tensión baja, te irá muy bien.

- Otro endulzante natural que podemos tener en casa es la **estevia**, que se comercializa de distintas maneras: en extracto, en pastillas o en polvo. Tiene un gran poder endulzante (con muy poca cantidad endulza mucho) y es adecuada para las personas con diabetes.

- Hay otras alternativas para cuando queremos endulzar un plato o sencillamente nos apetece tomar algo dulce: las **frutas secas** (las pasas, los orejones, las ciruelas pasas, etc.). Son una buena opción, por ejemplo, para ese momento de la tarde en que nos apetece algo dulce. Es una merienda ideal mezclar la fruta seca (en pequeñas cantidades) con algún cereal tostado (copos de avena o maíz tostados, por ejemplo) e hidratado con un poco de leche vegetal o un té o un café de cereales.

- Existen igualmente **mermeladas** elaboradas sin fructosa ni azúcar. Algunas están endulzadas con extracto de manzana, lo cual nos irá bien. Recomiendo especialmente las elaboradas con frutos del bosque, como moras, frambuesas, arándanos y bayas rojas, o bien con fresas o cerezas, pues son frutas poco expansivas y las mermeladas que se elaboran con ellas son más centradas que, por ejemplo, las de albaricoque, melocotón o ciruela.

- Si lo que quieres es endulzar una tarta u otro postre, puedes utilizar **concentrado de manzana** o cualquiera de las melazas de cereales que he mencionado antes. El sirope de agave, que tiene cierto predicamento en la nutrición natural, no es ni mucho menos tan apropiado como las melazas, pues tiene un efecto más desmineralizante.

Por qué no nos conviene tomar azúcar

- Es desmineralizante
- Es acidificante
- Altera la flora intestinal
- Produce brusco aumento de los niveles de glucosa en sangre
- Produce eliminación del complejo vitamínico B
- Puede producir caries
- Puede producir deficiencias de calcio en los huesos
- Produce falta de concentración
- Produce dispersión
- Produce inquietud
- Produce fluctuaciones en el estado emocional

Endulzantes saludables

- Melazas de cereales: de arroz, de maíz, de cebada, de avena, de quinoa
- Regaliz
- Estevia
- Frutas secas: pasas, albaricoques, ciruelas, etc.
- Mermeladas (elaboradas sin azúcar, fructosa)

Bebidas que hay que evitar: el alcohol

Siguiendo con el objetivo de eliminar los alimentos extremos de nuestra dieta para lograr un estado físico, mental y emocional equilibrado, te aconsejo que disminuyas hasta el mínimo posible el consumo de alcohol, o incluso que, si puedes, lo suprimas totalmente.

Tomar de vez en cuando una copa de un **vino** de buena calidad (preferiblemente tinto, que contiene más taninos y minerales) puede ser beneficioso, siempre y cuando gocemos de buena salud. Cuando tenemos cierta tensión emocional, el vino en pequeñas cantidades puede ayudar a tonificar la digestión y a desinhibirnos y desbloquearnos. Sin embargo, no es recomendable tomarlo a diario, pues tiene un efecto muy expansivo. Ese efecto es mucho peor si mezclas alcohol y azúcar (por ejemplo, en las bebidas alcohólicas dulces), más aún si lo haces en grandes cantidades y/o con frecuencia. Lo único que conseguirás, más allá de un efecto euforizante pasajero, es desmineralizarte y desvitalizarte. Tu pH se acidificará y eso te generará cansancio, y a la larga tu hígado probablemente se resentirá.

Como te digo, un poco de vino puede dejar fluir la energía y las emociones estancadas y ayudar a mejorar la digestión. Ésta es la razón por la que mucha gente tiene la necesidad de tomar vino en las comidas, hasta el punto de que no pueden comer a gusto si no se beben su copa de vino. Hay personas que pueden llegar a alcoholizarse simplemente porque tienen una mala digestión crónica. La falta de energía para una buena digestión provoca que el cuerpo les pida más y más vino.

Si tenemos una constitución fuerte podemos tomar algo de alcohol de vez en cuando, pero nunca combinado con azúcar o chocolate. Los chupitos dulces o los combinados de destilados con bebidas azucaradas son una auténtica bomba para tu sistema nervioso, porque contienen dos alimentos expansivos y su efecto energético es extremo. Después de una breve euforia, experimentarás acidez (por la desmineralización), cansancio, falta de concentración, etc. En muchas mujeres, la combinación de alcohol y algo dulce como, por ejemplo, el chocolate, provoca la aparición de herpes en la boca. A mí me sucede cuando en una cena con amigos tomo vino y al final sacan uno de esos pasteles de chocolate absolutamente irresistibles.

Con respecto a los **destilados**, es mejor no tomarlos, ya que tienen muchísima cantidad de alcohol y son muy tóxicos para el hígado. Si sales y quieres tomar una copa es mejor pedir un cava, un champán o un vino (mejor secos, sin azúcar), o directamente renunciar al alcohol y pedir un agua o un zumo. Los destilados acidifican mucho, secan los tejidos, provocan cansancio y van poco a poco minando el sistema nervioso. Esto vale también, por supuesto, para el *gin-tonic*, que se ha convertido en una bebida de moda en los últimos años, especialmente entre las mujeres.

Volviendo al vino, es bueno que sepas que cuanto más

taninos y minerales tenga, mejor, porque su efecto no será tan expansivo. Es por eso por lo que se suele subir menos a la cabeza un buen vino tinto que un vino blanco. Luego, claro está, intentaremos siempre beber vinos de buena calidad y, a ser posible, elaborados con uvas procedentes de cultivos ecológicos.

Con respecto al vino, me gustaría añadir que no es muy apropiado para las mujeres que tienen muchos sofocos cuando se acerca la premenopausia. Si es tu caso, ten presente que el vino es un alimento caliente, por lo que «calienta» el hígado y hace que se seque y envíe calor hacia la zona del pecho, y de ahí sube hacia la cabeza. Esta sequedad y calor interno hace que los sofocos, la sensación de calor interno y los sudores sean más intensos, e incluso que aparezcan cambios de humor e insomnio.

Hay una ley física que afirma que cuando se comprime un gas aumenta la velocidad de sus moléculas y sube la temperatura. Lo mismo nos pasa en el organismo: si hay mucha contracción, sube la temperatura. El organismo de las mujeres se calienta mucho más fácilmente que el de los hombres, pues la cintura es más pequeña, y los órganos, más estrechos, más pequeños y más concentrados.

Cada 28 días, las mujeres liberamos un exceso de toxinas y de calor a través de la menstruación. El hecho de sangrar nos ayuda a refrescar y a armonizar nuestra energía y nuestras emociones, además de ser una vía de eliminar toxinas. Sin embargo, a medida que van pasando los años la sustancia de los órganos se va desgastando, sobre todo si sufrimos estrés, mala alimentación, falta de sueño, cansancio, etc. Y con ese desgaste general el recalentamiento interno se va haciendo cada vez más patente, y empiezan los síntomas de sequedad, irritabilidad y demás. El vino, el alcohol en general, hace que esto suceda a mayor velocidad y de una forma mucho más patente, por eso es aconsejable no tomarlo, o hacerlo en contadas ocasiones y con mucha moderación.

Aumentar las legumbres, disminuir la carne

Éste es el principal cambio que te propongo para esta primera fase: aumentar el consumo de cereales integrales y de legumbres y disminuir (o incluso eliminar, si te animas) el consumo de la carne, los embutidos y los huevos. Te recuerdo que, para poder hacerlo sin perder equilibrio, deberás evitar los alimentos extremos contrarios, el azúcar y endulzantes comerciales y el alcohol.

Es cierto que necesitamos proteínas en nuestra alimentación, y que estos alimentos las contienen en buena cantidad, pero hay otros ricos en proteínas mucho más limpios y energéticamente más centrados, especialmente las legumbres y el pescado. Hay situaciones en que el aporte de proteínas debe ser superior al habitual, como cuando perdemos sangre en la menstruación, pero incluso en estos casos las proteínas de origen vegetal pueden cubrir todas nuestras necesidades (incrementando la cantidad ingerida), bien sea con legumbres o con otros alimentos, como el alga espirulina, que además de proteínas aporta hierro.

Consumir proteínas vegetales tiene muchas ventajas; he aquí algunas de ellas frente a las desventajas de consumir proteínas animales:

Proteínas animales	Proteínas vegetales
· Acumulamos grasas saturadas en el cuerpo	· No acumulamos grasas saturadas (órganos en mejor estado y menos celulitis)
· Ingerimos tóxicos y el cuerpo se desgasta para eliminar los que puede (el resto se queda)	· El cuerpo no necesita tanta depuración y aprovecha mejor la energía
· Irritabilidad, mal humor, cansancio, estancamiento emocional	· Equilibrio emocional: las emociones fluyen mejor y no se «estancan»
· En el intestino se da un proceso de putrefacción	· En el intestino se da un proceso de fermentación, más limpio y saludable

No obstante, todavía hay quien piensa: «Si no como carne me faltarán proteínas». Pues resulta que las legumbres tienen por término medio entre un 25 y un 33 % de proteínas, mientras que un bistec, según tenga más o menos grasa, tiene entre un 18 y un 22 %. Las legumbres son tan proteicas que no es necesario comerlas en grandes cantidades, pero sí hacerlo de forma regular, unas cinco veces por semana, preferiblemente a mediodía. Son un alimento excelente para las mujeres, por muchas razones, principalmente porque nos ayudan a regenerar la sustancia de los órganos y tejidos, que se deteriora especialmente a partir de una cierta edad. También porque las mujeres toleramos peor la carne que los hombres, pues es un alimento muy caliente y se acumula en la zona de las nalgas.

Las legumbres más comunes en nuestra cultura son las lentejas, los garbanzos, las alubias y, aunque de incorporación más reciente, la soja, de la que hablaremos más ampliamente en la segunda fase. Menos conocidos son los azukis –un tipo de legumbre que se da en tierras volcánicas–; tiene una gran concentración de minerales, es muy depurativa y muy interesante si tenemos problemas renales como infecciones, cistitis, etc., pues es muy nutritiva para el riñón.

Cómo cocinar las legumbres

- Las legumbres deben estar bien cocinadas. Hay personas que no las comen porque piensan que se les hinchará la barriga y tendrán gases. Lo cierto es que la legumbre es muy nutritiva, pero también indigesta. Por eso, podemos ayudar a la cocción con comino, cardamomo, hinojo o laurel, o bien cocinarlas con zanahoria y cebolla.

- La sal se tiene que poner al final de la cocción para que las legumbres no queden duras. Si una vez cocidas vemos que la piel está todavía un poco dura, podemos pasarlas por el chino y preparar un puré.

- Por otro lado, es recomendable combinar las legumbres con cereales en grano, por ejemplo lentejas con arroz o quinoa o mijo. La proporción aconsejable sería dos partes de cereal por una de legumbre. Si comemos mucha legumbre se nos hará indigesta y al final nos provocará cansancio. Es mejor tomarla de forma más regular y en pequeñas cantidades. Y siempre, como digo, ha de estar bien cocinada.

- También se puede condimentar la legumbre con algo de sésamo. Puede ser sésamo tostado triturado, gomasio (que es sésamo tostado triturado mezclado con sal) o aceite de sésamo.

La combinación de cereal, legumbre y sésamo es muy completa y rica en aminoácidos esenciales complementarios entre sí.

Nos ayuda a reponer la sustancia que vamos gastando en cada acto vital y a tener más energía de fondo. Asimismo contribuye a la concentración mental, por lo que es muy útil para las personas que tienen que estudiar o hacer cualquier trabajo que requiera concentración. Así que toma nota: si tienes hijos, esta combinación es especialmente adecuada para las épocas de exámenes.

- Igualmente, podemos condimentar las legumbres con unas gotas de jengibre, especialmente si es invierno y hace frío, y no tenemos síntomas de calor como picores, insomnio, sequedad o sofocos premenstruales. Hay que tener cuidado con condimentos como la pimienta, el jengibre, el pimentón picante, el tomillo, el ajo crudo o cualquier picante, pues nos calientan y, por lo tanto, acentúan esos síntomas.

- Cuando cocinemos las legumbres también podemos añadirles alga kombu. Se trata de un alga que contribuye a ablandar más rápidamente la legumbre y el cereal, y potencia el sabor del alimento con que se cocina. Aporta muchos minerales y va bien para la circulación. Si tienes problemas de varices, capilares que se rompen o de circulación en general, comer al día 5 centímetros de alga kombu cocinada con el cereal o la legumbre va muy bien. Hablaremos más de ella cuando nos ocupemos de las algas, pues también es beneficiosa para la salud de las uñas o el cabello.

> **LOS CEREALES MÁS PROTEICOS**
> Hay cereales que son muy proteicos, en concreto la **quinoa** y el **amaranto**. Si algún día no tenemos a mano legumbres, estos cereales nos podrán aportar la dosis de proteína necesaria, pues son supernutritivos. El amaranto es refrescante, por lo que resulta muy agradable en verano, especialmente mezclado con el arroz.

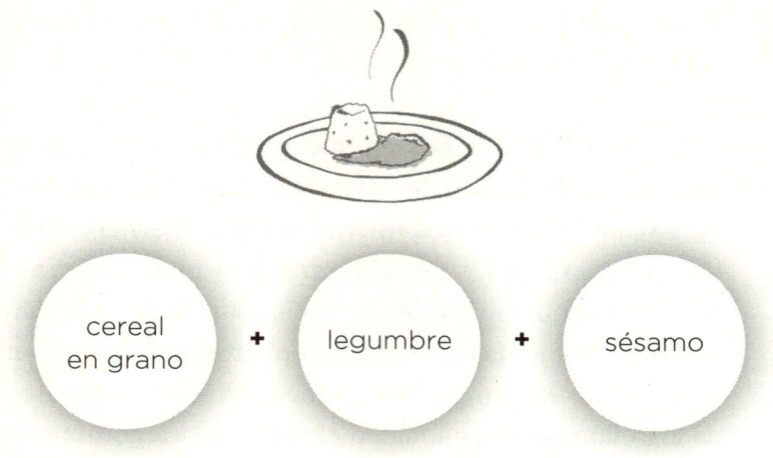

cereal en grano + legumbre + sésamo

combinación muy nutritiva, muy energética y que ayuda a la concentración mental

+

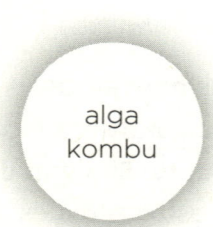

alga kombu

más digestiva, aporta minerales y es buena para el sistema nervioso y para el sistema circulatorio

Huevos y carne: reducimos al máximo

En cuanto a los huevos y la carne, en esta primera fase se pueden tomar de vez en cuando. La mayoría de los huevos que se pueden comprar hoy en día contienen tóxicos. Si te fijas, cuando los hierves, a menudo aparece una capa de color verdoso alrededor de la yema. Pues bien, eso son tóxicos. Otra razón que desaconseja el consumo de este grupo de alimentos es que su naturaleza termal es muy caliente. La mujer, a partir de los 30-35 años empieza a perder fluidos, y los alimentos «calientes» le van a producir o a acentuar síntomas como la irritabilidad, la ansiedad, el insomnio o la sequedad (de ojos, vaginal, de piel y de pelo). Desde el punto de vista de las emociones, esto tiene mucha relación con estados como el mal humor, la impaciencia, la intolerancia, etc., ya que recalientan el hígado, y el bloqueo energético en este órgano produce bloqueo emocional.

Por lo tanto, si evitamos la carne, los embutidos y los huevos, nos sentiremos más relajadas y equilibradas, más pacientes y tolerantes, e incluso más creativas. Pero si a pesar de todos estos argumentos quieres consumirlos, es fundamental que sean de origen ecológico, es decir, que los animales se hayan criado al aire libre, sin hormonas añadidas para acelerar su crecimiento, sin ser tratados con medicamentos que dejen residuos y comiendo los alimentos que les son propios y no piensos, que muchas veces contienen transgénicos.

> ### EL SEITÁN: FUENTE DE PROTEÍNA VEGETAL
> Comer proteína vegetal es muy interesante para la mujer, pues deja pocos residuos. El organismo se depura con más facilidad y eso depura también las emociones.
>
> Además de las legumbres, una proteína de origen vegetal que podemos utilizar a menudo es el

seitán, que se obtiene a partir del gluten de trigo y es muy muy proteico. Por supuesto, no pueden tomarlo las personas celíacas, y debe cocinarse bien para que sea digestivo.

Además de su gran contenido en proteínas (aproximadamente un cuarto de su peso total), tiene la ventaja de que es bajo en calorías, apenas tiene grasas (1%) y ayuda a reducir el colesterol.

Se puede empanar como si fuera carne y gusta mucho a los niños. También se puede estofar o cocinar a la plancha. Más adelante veremos unas cuantas recetas con seitán.

Más cereales integrales. El arroz

Hemos dicho ya que el grano es la forma de alimento más energética que existe. Si plantamos un grano integral nos sale una plantita; por lo tanto, tiene potencial de vida. El aporte energético del grano de arroz integral, por ejemplo, es mucho mayor que el de un grano de arroz blanco. Teniendo esto en cuenta, otra indicación básica para esta primera fase es aumentar el consumo de cereales integrales.

El cereal integral nos aporta vitaminas, proteínas, grasas y otros nutrientes que nos ayudan a alimentar nuestro cuerpo. Los cereales refinados, en cambio, no nos aportan estos nutrientes en la misma medida, con lo cual el cuerpo se va desgastando, nuestra sustancia no se regenera y vamos envejeciendo y desnutriéndonos. O sea, nos alimentamos con alimentos vacíos de nutrientes que no nos aportan la capacidad de regenerarnos.

Está claro que el tiempo pasa y las personas tenemos un proceso biológico natural de nacimiento, desarrollo, envejecimiento y muerte, pero con la dieta adecuada, respirando, sintiendo y pensando adecuadamente y haciendo un ejercicio apropiado podemos administrar muy bien nuestros recursos, ir reponiendo el desgaste que nos produce el vivir cada día y llegar a la vejez de forma digna. Es lo que sucede, por ejemplo, con algunas poblaciones de Ecuador, Japón o el Cáucaso, donde muchas personas llegan a una edad avanzadísima con pleno uso de sus facultades físicas y mentales y, además, mueren despidiéndose de un día para otro sin dolor, sin trauma, de una forma tranquila y serena, tal como explica John Robbins en su libro *Healthy at 100* (www.sienteteradiante.com/tienda/libros/alimentacion/healthy-at-100).

Podemos tomar los cereales integrales en forma de grano, que sería lo ideal, pero algunos son indigestos, por lo que también podemos tomarlos en forma de pasta, sémola o harina. Te iré hablando a lo largo del libro de los más importantes y veremos qué ventajas e inconvenientes tiene cada uno. Empezaremos con el más universal de todos: el **arroz**.

Si decidimos comer de esta forma más saludable, más limpia y más energética, el arroz es ideal para empezar. De este alimento se dice que:

- Es el más equilibrado de todos los cereales.
- Es excelente para tonificar todo el sistema respiratorio, suavizar el estómago y fortalecer la digestión.
- Es depurativo y nos ayuda a drenar toxinas.
- Nos aporta energía.
- Nos ayuda a construir tejidos.
- Es el cereal de los meditadores, pues es el que mejor predispone a la serenidad mental y emocional.

Se puede comer a diario, aunque mi sugerencia para esta primera fase es que lo hagas al menos una vez cada dos días.

Hay distintos tipos de arroz integral. Por ejemplo, el de **grano redondo** y el de **grano largo**, que es el más ligero y el más adecuado para consumir en verano. Una variedad de este último tipo es el **basmati**, originario de la India, más aromático y ligero, ideal para tomarlo en verano y muy bueno para hacer ensaladas de arroz. También tenemos el **arroz salvaje**, de color negro, muy adecuado para tonificar la sustancia, pues tonifica toda la zona del riñón.

> **TRUCO**
> Cuando tenemos dolor de espalda o de riñones, hemos dormido mal y estamos agotadas es ideal comer un poco de arroz integral de grano corto combinado con arroz salvaje, mitad y mitad.

Contamos asimismo con el **arroz dulce**, que es pegajoso, glutinoso y más proteico que el arroz integral normal. Se suele utilizar cuando se preparan sustitutos para las leches maternizadas, es decir, cuando las madres no pueden dar el pecho, por lo que preparan unas leches vegetales como sustituto. Con el arroz integral y el arroz dulce se hace **mochi**, una pasta que se vende ya elaborada y se cocina a la plancha o al horno y es supernutritiva.

> **TRUCO**
> Ayuda mucho a fortalecer la digestión y es bueno para cuando estamos muy cansadas o necesitamos recuperarnos después de una gripe o de un problema digestivo. También podemos añadirlo a los estofados, ya que los hace más consistentes y nutritivos.

> **TRUCO**
> Debemos tener siempre arroz integral hecho en la nevera, porque así sólo tenemos que calentarlo.

En el apartado de menús y recetas de esta primera fase te explico cómo hervir correctamente el arroz integral, además de otros platos con arroz, como la paella vegetariana, el arroz salteado con verduras y seitán o tofu o gambas, los rollitos de arroz japoneses o las bolas de arroz. Te adelanto un par de detalles importantes: hay que lavar el arroz antes de cocinarlo (en un colador, por ejemplo) y, si es posible, lo ideal es cocinarlo en una olla a presión, pues el grano absorbe más el calor, lo cual es más digestivo. Y este último apunte es importante: **todo lo que podamos hacer para facilitar la digestión será positivo.**

Las bebidas

El **agua** es básica en la alimentación, por lo que debemos procurar que sea de la mejor calidad posible. Es mejor no tomarla del grifo, pues suele contener elementos no deseables, a menos que podamos tratarla, por ejemplo, mediante ósmosis inversa y enriquecerla con minerales orgánicos. En caso contrario, es preferible consumir agua embotellada proveniente de manantiales.

Ya hemos visto que es mejor evitar el café y las bebidas alcohólicas, salvo una copa de vino de vez en cuando. Puedes sustituir el café por diferentes tipos de té o infusiones, y las bebidas alcohólicas por zumos de fruta. A medida que dejes la carne dejarás también de echar de menos bebidas como el café o el vino, que son expansivas, pero si a pesar de todo quieres seguir tomándolos, procura que sean de origen orgánico, ya que para el cultivo del café y la uva, como de otros productos, a menudo se utilizan herbicidas y pesticidas.

El **vino** y la **cerveza** se pueden tomar de forma puntual y en poca cantidad, y siempre que se disfrute de buena salud. Es recomendable combinar el vino con alimentos que refresquen, pues se trata de una bebida «caliente» (no por la temperatura, sino por su contenido en alcohol). La cerveza, sin embargo, conviene tomarla con algún aperitivo salado, ya que se suele servir muy fría.

Pero volvamos al **agua**. La del grifo suele llevar cloro, químicos y grandes cantidades del calcio inorgánico que el cuerpo no asimila y puede dar lugar a problemas en las arterias. Como dije anteriormente, si quieres beber agua del grifo te aconsejo que la trates, aunque, en cualquier caso, lo mejor es beber agua mineral.

Por lo general aconsejan beber dos litros de agua al día, pero si vamos eliminando la carne, el azúcar y los alimentos muy salados, el cuerpo no necesitará tanta agua para diluir las toxinas. Además, esta forma de comer que te explico aquí incluye muchos vegetales, que ya tienen su propia agua. También puedes beber caldos vegetales, que aportan muchos minerales, especialmente si les añades durante la cocción un trozo de alga kombu.

Por otra parte, evita al máximo los **refrescos** con productos químicos, con endulzantes, conservantes o cualquier tipo de aditivos. Cuando estés de viaje, en casa de alguien o en la calle, pide agua mineral o agua con gas con unas gotas de limón o unas hojas de menta. También puedes recurrir a **infusiones** como la manzanilla, la hierba luisa o el poleo menta, calientes en invierno y con hielo en verano.

> **LOS ZUMOS DE FRUTAS**
>
> Los **zumos de frutas** son un buen sustituto de la cerveza o el vino, sobre todo si son de frutas ecológicas, pero siempre que estemos fuertes, pues las frutas son alimentos expansivos, relajantes, sedan la energía y bajan la digestión. Los zumos de frutas te irán bien en esta primera fase si sigues comiendo carne o embutidos, pues compensan su efecto contractivo y ayudan a depurar el organismo, pero en la segunda fase es mejor que limites su consumo. Si tienes una reunión, un zumo de manzana o un licuado de plátano y fresa te quitarían energía para pensar y tomar decisiones. Sin embargo, si vuelves a casa alterada, acalorada y no consigues calmarte, entonces te irán bien, así como si eres de constitución calurosa, irritable o fogosa.

En la segunda fase seguiremos hablando de las bebidas, especialmente de las leches vegetales y los tés, que resultan muy interesantes.

Plato estrella de la fase 1: arroz con lentejas, el plato de la eterna juventud

Además de las recetas que encontrarás al final de cada fase, te propondré en cada una de ellas un plato especialmente representativo que podrás comer tantas veces como quieras. El de ésta es el arroz con lentejas, el primer plato que vamos a introducir para empezar a hacer una dieta saludable. Tal vez pienses que es algo demasiado sencillo, pero te aseguro que, bien preparado y condimentado, es delicioso, además de uno de los platos más completos y sanos que existen, pues te da una energía duradera y equilibrio físico, mental y emocional. De hecho, se lo conoce como el plato de la eterna juventud por sus propiedades regenerativas, y con ligeras variaciones es el plato básico de los practicantes de meditación y yoga en la India.

Las **lentejas**, como el resto de legumbres, deben estar bien cocidas. Primero hay que ponerlas en remojo durante un mínimo de 6-8 horas. Utiliza para ello un agua mineral de buena calidad. Después tira esa agua y ponlas a hervir con agua caliente durante cinco minutos. Quedarán en la superficie algunos residuos y pieles, que debes retirar antes de tapar la olla.

El tiempo de cocción en la olla exprés varía de una legumbre a otra y depende de diversos factores, como el tipo y la calidad de la legumbre y la dureza del agua. En el caso de las lentejas, por norma general las dejaremos unos 40-45 minutos. Después abriremos la tapa y añadiremos comino o laurel para facilitar la digestión, así como la sal, que siempre se añade al final para evitar que se endurezca la legumbre. Finalmente, se dejan hervir a fuego lento durante cinco minutos más con la olla destapada para que se integre la sal (si en lugar de sal ponemos soja, lo dejaremos menos tiempo).

> **TRUCO**
> Una legumbre cocinada nos puede durar en la nevera dos o tres días. Podemos consumirla tal cual o añadirla a otras preparaciones, desde salteados de verdura a sopas o ensaladas, o incluso elaborar patés o cremas de legumbre.

> **TRUCO**
> El arroz tiene que ser integral, por supuesto, aunque si en esta primera fase todavía te cuesta, puedes encontrar en muchos lugares arroz semiintegral, es decir, un arroz que conserva parte de la cáscara, pero no toda. Necesita menos tiempo de cocción y es más nutritivo que el arroz blanco.

Te sugiero que hiervas el arroz y las lentejas con un pedazo de **alga kombu**, igual que el resto de cereales y legumbres. Esta alga tiene unos efectos espectaculares sobre nuestro sistema nervioso y nuestro cerebro, pues aporta numerosos minerales, además de ácidos grasos muy convenientes. O sea, es un alimento estupendo, así que, por favor, cómetela, no la tires. Como el arroz tiene una cocción larga puede que quede fea a la vista y casi deshecha, pero vale la pena comérsela.

> **TRUCO**
> Añádela a todos los estofados y a todos los caldos porque es una fuente de minerales y ácidos grasos, y ayuda a reponer la esencia básica.

Después mezclaremos el arroz integral y las lentejas, y pondremos en el plato aproximadamente el doble del primero que de las segundas (la misma proporción sirve para cuando mezcles otros cereales integrales con otras legumbres). Es muy importante que tanto la lenteja como el arroz estén blandos para que sean digestivos. Más vale que quede un poco pastoso a que esté al dente para que no se nos hinche la tripa, pues es un plato con muchos nutrientes y es muy indigesto si está crudo.

En un plato aparte pondremos unas cuantas **verduras** de temporada cocinadas al vapor que añadiremos al gusto. Después condimentaremos el conjunto con un **aliño** hecho con aceite de sésamo de primera presión en frío, un poquito de shoyu y unas gotitas de limón o de vinagre de arroz, una mezcla de sabor ácido que estimulará la digestión. Si lo deseamos, podemos completarlo con una combinación de **semillas tostadas** (de sésamo, de girasol y de calabaza tostadas), que tendremos en un bote de cristal oscuro para añadir a diferentes platos y aportar una serie de ácidos grasos, vitaminas y minerales.

A partir de esta base, podemos enriquecer el plato o experimentar con variaciones. Existen muchas formas; por ejemplo, si le añadimos sésamo o gomasio, le daremos buen gusto y conseguiremos un plato con todos los aminoácidos esenciales, ideal para el equilibrio nutritivo y mental.

> **TRUCO**
> De hecho, este plato es ideal en momentos de gran esfuerzo intelectual, por ejemplo, en épocas de estudio o que requieren una alta concentración, tanto en los niños como en los adultos. Entre otras cosas, el sésamo contiene triptófano, precursor de la serotonina y de la melatonina, y resulta un excelente regulador del sistema nervioso. La melatonina es la hormona reguladora del sueño, y muy importante para el correcto funcionamiento del sistema inmunológico. La serotonina, por su parte, es un neurotransmisor que produce sensación de bienestar y equilibrio.

Podemos también darle contraste al plato con un toque de algo fresco, como un poco de **perejil** picado. Y si no quieres ponerle aliños, condiméntalo con un buen **aceite**, siempre de primera presión en frío (si en la etiqueta indica «virgen extra», ya es de primera presión en frío; si no, busca en la etiqueta esta indicación). Más adelante dedico un capítulo a los aceites, que son básicos para las mujeres, pues regeneran las membranas de las células y la sustancia, con lo que retrasan el envejecimiento.

> **SÍNTOMAS DE CAMBIO**
>
> El arroz con lentejas va a ser nuestro primer plato para hacer una dieta limpia y empezar a eliminar residuos. A lo mejor durante los primeros días de la nueva dieta puedes sentir algún mareo o dolor de cabeza, o tu orina o tus heces pueden desprender un olor fuerte. No te preocupes: son síntomas de que estás empezando un proceso de desintoxicación, y poco a poco irán desapareciendo.

Es importante que te comprometas a evitar alimentos como el azúcar. No sirve de nada que comas arroz con lentejas cuatro veces por semana si por la mañana desayunas un café con azúcar y un cruasán de mantequilla y por la noche te tomas un refresco de cola con ginebra. No es necesario seguir una dieta supercomplicada, pero sí ser coherentes y empezar por eliminar todos los tóxicos que podamos y, en la medida de lo posible, los alimentos más contractivos y expansivos (repasa las veces que sea necesario el capítulo «Evitar los extremos»). Si no lo haces, no te atraerán las lentejas con arroz, pues se trata de un plato centrado y a ti te apetecerán alimentos extremos.

¿Y si como en un restaurante?

Lo más importante en esta primera fase es evitar al máximo una serie de alimentos: los de naturaleza extrema (sal, carnes, embutidos, azúcar, café, etc.), los que tienen poco valor nutritivo y energético (conservas), los que incorporan tóxicos, los transgénicos y demás. Y sustituirlos por otros más naturales y más centrados, como los cereales integrales, las legumbres, los aceites de primera presión en frío, las verduras, las semillas, el pescado, etc. Si comes habitualmente en casa, no te resultará difícil hacerlo (aunque sí te supondrá un cambio de hábitos, claro), pero ¿qué pasa cuando comes fuera de casa? ¿Cómo llevar a cabo esta dieta si habitualmente comes o cenas en restaurantes por cuestiones de trabajo o de cualquier otro tipo? ¿Qué puedes comer entonces?

Lo cierto es que, a menos que vayas a un restaurante vegetariano, es difícil encontrar lugares donde cocinen cereales integrales o utilicen poca sal o se preocupen de que las verduras o las frutas sean de cultivo ecológico. Pero, si no tienes otro remedio que comer fuera de casa, puedes optar por pedir unas verduras a la plancha o al horno, o bien una crema o una menestra de verduras. O, si tienes un buen nivel de energía y hace calor, puedes pedir una ensalada con vegetales crudos (si estás baja de energía o hace frío, evita las ensaladas). Lo malo de las verduras a la plancha es que casi siempre ponen solanáceas, tomate, patata, pimiento y berenjena, que son las que menos nos interesan, pues nos desmineralizan. En ese caso, una alternativa serían unos espárragos a la plancha o unas alcachofas a la brasa. Si las alcachofas son fritas, intenta secarlas un poco y acompañarlas de agua con limón para ayudar a desengrasar.

En algunos restaurantes también encontrarás sopas y cremas. Elige preferiblemente las de verduras o pescado, pues son una excelente opción. En el caso de las cremas, procura si es posible que no lleven mantequilla y crema de leche. Si tenemos suficiente hambre podemos optar por un arroz con verduras o pescado, o con setas, pero descartando los que lleven lácteos, porque quedan muy pesados. En los restaurantes los arroces suelen estar muy duros, al dente, y eso los hace indigestos, de manera que por la tarde nos entra sueño, cansancio e hinchazón de barriga. Por eso te aconsejo que pidas que te cocinen el arroz un poco blando.

Otra opción es pedir un arroz blanco bien cocinado y acompañarlo de verduras y/o pescado a la plancha. No siempre podrás evitar que el pescado sea de piscifactoría, pues la mayoría de restaurantes sirven doradas, lubinas, rodaballos y demás, de granja, pero en la medida de lo posible elige pescado salvaje.

Si vamos a restaurantes orientales, por ejemplo japoneses, podemos pedir una sopa de miso, un arroz preparado con verduras y pescado, pasta cocinada con algas, etc. Cuando estés en un japonés aprovecha para pedir platos de algas, porque los preparan muy bien y son muy saludables. En cuanto al pescado crudo, yo lo evito si no estoy muy segura de que ha sido congelado durante el tiempo y la temperatura adecuada, porque coger una infección por parásitos no es ninguna tontería, trae muchos inconvenientes y no vale la pena arriesgarse por una comida. Como alternativa, puedes pedir el pescado cocinado como tataki o algún plato con tofu o nato. El nato es una soja fermentada que preparan los japoneses y que tiene una sabor fuerte, parecido al queso roquefort.

En cuanto a los «evitares», como yo les llamo, cuando vayas a restaurantes huye sobre todo de los fritos, porque los aceites con los que fríen no son de primera presión y han sido utilizados varias veces, lo que tiene unos efectos pésimos sobre la salud y el bienestar. Toma algo de hidratos de carbono en la comida (pan, pasta o arroz, a ser posible integral, aunque sé que en los restaurantes es difícil), pues de lo contrario a media tarde te tirarás de cabeza a por el pastelito, el cruasán de chocolate o el dónut.

¿Qué puedes hacer cuando te invitan y no puedes controlar el menú?

Es una situación delicada, pero hay soluciones. Te recomiendo que tomes un tentempié adecuado antes de llegar a la casa de tus amigos, a la boda a la que te han invitado, a la cena de una fiesta de cumpleaños y afines. Bebe agua mineral, agua con gas y limón, y come lo que tenga verduras, ensalada y pescado, y evita las salsas grasas en la medida de lo posible. Siempre puedes echar mano del pan, pero evita las mantequillas. En cuanto a los postres, no hay problema siempre que contengan fruta; si son de repostería o helados, te recomiendo no probarlos.

> **TRUCO**
> Si no has podido o no has querido evitar comer de todo lo que había, al llegar a casa puedes alcalinizarte y ayudar a tu organismo a depurar las grasas y toxinas que hayas ingerido utilizando alguna de las bebidas que citamos para estos usos a lo largo del libro, en el apartado de «Las bebidas» de la segunda fase o en la sección dedicada a adelgazar, que encontrarás en la tercera fase. En ellas hablamos, por ejemplo, del té de ciruela umeboshi, muy adecuado para después de haber tomado alguna copita de más.

BOLAS DE ARROZ PARA LOS VIAJES

Cuando salgas de viaje puedes prepararte un bocadillo vegetal con un buen pan integral, o bien, como suelo hacer yo, unas bolas de arroz. De esta manera, evitarás las harinas refinadas del pan que suelen utilizar en los bares y restaurantes, donde además los bocadillos son casi siempre de embutido, queso o tortilla.

Las bolas de arroz me han salvado de un apuro en más de una ocasión. Son muy fáciles de preparar, más fácil de lo que ahora tal vez te parezca. Si tienes arroz integral hervido en la nevera es muy sencillo:

sólo tienes que sacar un «puñado» con las manos humedecidas (para que no se pegue el arroz), formar una bola, hacer un agujero con el dedo y poner en el centro lo que te apetezca: atún, salmón ahumado, un poco de zanahoria hervida, pepino (especialmente para el verano, pues es más refrescante), etc. Queda muy bien, por ejemplo, con pepino untado con un poco de pasta de ciruela umeboshi. Luego «cierras» la bola de arroz envolviéndola con las manos húmedas en la hoja de alga nori y la aprietas bien para que quede bien prensada.

Con esto tendrás un tentempié hipernutritivo: por todos los nutrientes que aporta el arroz integral, por las vitaminas y los minerales que aporta el alga nori y por las proteínas o vitaminas del relleno. Además, si el viaje es por trabajo, nos irán bien la energía, la serenidad, la lucidez y la capacidad de concentración que nos aporta el arroz prensado.

Estas bolas se mantienen fuera de la nevera bastantes horas, sobre todo si no hace calor por encima de los 30 grados.

Los beneficios de cocinar

Muchas veces me han dicho: «Es que vivo sola y no me apetece cocinar sólo para mí». Lo entiendo, a veces da pereza ponerse a cocinar, más aún después de un día de trabajo y si vives sola. Si ése es tu caso, piensa que cocinar es también una forma de quererte y cuidarte, como tomar un baño de espuma o ponerte crema hidratante. Es un momento que dedicas a ser amable contigo misma, a nutrirte, a estar con tu cuerpo y escucharlo, a disfrutar de los olores y los sabores, es decir, de la capacidad de tu cuerpo para la sensualidad. Y también puede ser, si lo afrontas de forma positiva, un momento para la creatividad, pues preparar un guiso rico o un buen pescado puede ser una forma de expresión personal, de dejar volar tu imaginación, explorar tus gustos y darte placer. Asimismo puede ser una manera de conectar contigo misma, de desbloquear emociones y enlazar con tu verdadera naturaleza, con tus verdaderas intuiciones y con lo que de verdad quieres. Si vences esa pereza y lo haces regularmente le cogerás afición, pues te darás cuenta de que en realidad es un momento para ti.

Si cocinas para tu pareja o tu familia, puedes sentir el placer de la generosidad. Porque cocinar es una actividad que va en pro de la vida, en pro del bienestar, y el cuerpo y la mente lo agradecen, aunque no nos demos cuenta. Y nos produce el bienestar y la serenidad que nos genera hacer bien las cosas, lo cual ayuda a vivir centradas en el complicado y agitado mundo en que nos movemos. El hecho de preparar comida para otro siempre implica una intención, una forma de dirigir la energía hacia lo que queremos. Si estoy enamorada y quiero preparar una cena buenísima para la persona a la que amo, esa intención con la que voy a escoger el menú, a seleccionar los ingredientes, a preparar los platos y a presentarlos se va a transmitir. Y lo mismo sucede con los hijos, el resto de la familia o los amigos.

Cocinar también es una buena forma de ejercitar la mente, pues requiere un ejercicio de programación muy interesante (para planificar y ordenar los menús, los platos de una comida, las combinaciones posibles, los ingredientes, las cantidades, los tiempos de cocción, etc.). Y de concentración, pues mientras cocinas tienes que estar presente, tienes que estar por lo que haces, de lo contrario puede salir todo mal. Por lo tanto, cocinar bien te prepara y te da recursos y habilidades que luego son importantísimas para aplicar en la vida, en el trabajo o en las relaciones, porque te ayuda a estar enfocada mentalmente y no dispersarte.

Me gustaría que realmente vieras las ventajas de meterse en la cocina, pues muchas mujeres jóvenes (no sé si es tu caso) han crecido huyendo de ésta por una especie de prejuicio absurdo, o quizás como reacción al machismo que históricamente ha querido encerrar a las mujeres entre fogones. Hoy en día, con serenidad y como una elección, podemos volver a la cocina y disfrutarla, podemos verla como un espacio para cuidarnos, para sentirnos mejor.

Porque además de las ventajas ya mencionadas, cocinar tiene muchas otras. De hecho, puede ser una forma de terapia, de encontrar ese espacio y ese momento para escucharnos, para conectar con nuestras necesidades y satisfacerlas. O para practicar el agradecimiento, que es un gran recurso para estar más en armonía con nosotras mismas y con el mundo. Cocinando podemos ser conscientes de que la tierra nos proporciona los alimentos necesarios para nuestra supervivencia y de que tenemos la suerte de disponer de una gran variedad de ellos, con diferentes texturas, aromas y sabores. Y eso es un motivo de agradecimiento constante. A veces nos sentimos frustrados, desgraciados, tristes o solos, y no nos damos cuenta de que hay un montón de cosas cotidianas por las que somos muy afortunados: estamos vivos y está en nuestra mano la posibilidad de tener una vida sana y de cuidarnos, por ejemplo, mediante el acto de cocinar. Si somos capaces de sentir agradecimiento por esta gran suerte que tenemos, nos sentiremos mucho más plenas.

Si a pesar de lo que acabo de explicarte no puedes o no te gusta cocinar, no te preocupes ni te agobies: no es imprescindible pasar más horas en la cocina de las que pasas ahora ni tener habilidades culinarias para seguir los consejos que te estoy dando. Puedes hacerlo todo sin complicarte:

TRUCO
Los cereales hervidos, las proteínas a la plancha y las verduras al vapor, aliñados de forma también sencilla con alguno de los condimentos de los que te hablo más adelante.

Igualmente, si tienes que cocinar para la familia, no es imprescindible que hagas varias comidas diferentes. Poco a poco, puedes introducir en el menú familiar los nuevos hábitos más saludables que irás adquiriendo.

Respirar mejor

Esta propuesta de salud natural para mujeres no sólo incluye, como ya te adelanté al principio del libro, pautas para mejorar tu nutrición (y la de tu familia, si lo deseas y lo desean), sino que abarca otros aspectos que tienen relación directa con el bienestar, como el ejercicio o la respiración, e incluso el crecimiento personal. Es por eso por lo que se llama «integral». A continuación voy a hablarte de la importancia de respirar bien y de cómo mejorar en este aspecto, algo que puedes hacer ya desde esta primera fase.

El oxígeno que circula por la sangre va a determinar la salud y la vitalidad de las células de nuestro organismo. Por lo tanto, tenemos que respirar bien para oxigenar bien la sangre. Aprender a respirar bien es una de las prácticas que más beneficios puede aportar a nuestra vida, ya que afecta a nuestro nivel de energía, a nuestra vitalidad, a nuestro nivel de estrés, a nuestro sueño, a nuestra capacidad de concentración y a nuestro estado emocional. Respirar bien nos ayuda a enfrentar la vida con todas sus situaciones de una forma más centrada y más calmada.

La forma adecuada de respirar consiste, en primer lugar, en llenar de aire toda la cavidad pulmonar, empezando por la zona del bajo abdomen, luego el medio abdomen y por último la zona del pecho. A continuación, exhalamos sacando primero el aire de la zona del pecho y vamos bajando hasta expulsar el aire del bajo abdomen. Cuando inspiramos, físicamente es como si empujáramos el abdomen hacia fuera, mientras que cuando espiramos es como si metiéramos el abdomen hacia dentro. Cuando somos bebés respiramos así de forma espontánea, pero a medida que crecemos y empezamos a tener situaciones de tensión y estrés emocional, la respiración se vuelve cada vez más corta y más rápida. Inhalamos entonces menos oxígeno y, lógicamente, esto hace que circule menos cantidad de oxígeno por la sangre. El cerebro también recibe una menor cantidad de oxígeno y empieza a reducir su rendimiento, y aparecen síntomas como somnolencia y pérdida de capacidad de concentración. Además, poco a poco va disminuyendo la capacidad pulmonar.

Lo que tenemos que hacer, en primer lugar, es tomar conciencia de cómo es nuestra respiración. Para eso, vamos a detenernos un par de veces al día a observarla, dejándola que se dé sin intentar modificarla. Tras unos días haciendo esto, vamos a empezar a practicar un ejercicio sencillo. Dos o tres veces al día, según tu disponibilidad, párate unos minutos y respira de la siguiente manera:

- Empieza inspirando y llenando primero la zona baja del abdomen, poco a poco, hasta que notes que llegas al tope de tu capacidad.

- A continuación, exhala muy lentamente, sacando primero el aire de la zona superior, luego de la zona media y por último de la zona baja.

TRUCO

Si al principio no logras inflar la zona baja del abdomen, túmbate en la cama, en el suelo o donde puedas, ponte un libro pesado en la zona de la barriga y trata de levantarlo inspirando. Luego, suavemente, ve espirando y observa cómo baja el libro.

Se trata de repetirlo durante varias veces al día y varias semanas para «reeducar» el cuerpo, para «recordarle» cómo debe respirar. Incluso cuando creas que ya respiras bien, te aconsejo que de vez en cuando, en cualquier momento y situación, te detengas unos segundos y observes tu respiración. Y si ves que vuelves a respirar superficialmente, retoma el ejercicio varias veces al día durante un par de minutos.

Debes empezar con este ejercicio desde ya, pues te va a dar más energía y claridad para optimizar tus recursos. A medida que lo practiques te sentirás más calmada y equilibrada, y las urgencias del día a día se irán relativizando.

Meditación.
La meditación de la sonrisa interior

> «*Mira cómo la naturaleza —árboles, flores, hierba— crecen en silencio; mira cómo las estrellas, la luna, el sol, se mueven en silencio... necesitamos silencio para ser capaces de tocar nuestra alma.*»
>
> Madre Teresa

Lo que te explicaré en este libro sobre la meditación son los principios, las bases para empezar a serenar la mente y contactar contigo misma. Luego, si quieres avanzar y evolucionar espiritualmente, puedes seguir las enseñanzas de cualquier tradición que te sea afín. En cualquier caso, la meditación siempre puede ayudarte a adquirir conciencia de ti y del mundo que te rodea, a gestionar mejor tus emociones y a tomar decisiones de forma equilibrada.

Cuando hace años me hablaban de la meditación me imaginaba que era algo muy difícil, un ejercicio con unas técnicas muy complicadas. Después de hacer varios cursos de meditación y retiros, he llegado a la conclusión de que consiste, simplemente, en concederme un rato de paz, un tiempo para «volver a casa».

Para mí meditar consiste en estar tranquila conmigo misma en una posición determinada:

- Puedes sentarte con la piernas cruzadas o sobre una silla con la piernas apoyadas en el suelo, pero en ambos casos lo importante es que la espalda esté recta para dejar que la energía fluya libremente desde la base de la columna vertebral hasta la zona superior de nuestro cuello y nuestra cabeza.

- La barbilla debe estar un poquito metida hacia dentro para que las cervicales estén alineadas con la espalda y con la base del cráneo.

- No es necesario sentarse en la posición del loto, como hacen los practicantes avanzados, aunque si puedes, mejor.

- La lengua pegada en el paladar por detrás de los dientes, para que la energía fluya bien desde la parte superior del cráneo.

- En cuanto a los ojos, puede que al principio resulte más práctico mantenerlos cerrados para no distraernos, concentrarnos más y meternos más hacia dentro. Luego, cuando tengas práctica, puedes tenerlos abiertos o cerrados, como prefieras.

- Las manos pueden estar apoyadas suavemente sobre las rodillas o en el regazo.

Se trata de relajarnos, de estar tranquilas y a gusto en nuestro cuerpo, respirando con tranquilidad. Se empieza con unas respiraciones profundas: inspiramos, paramos y espiramos suavemente y de forma natural. Enfocamos la atención en la respiración para estar presentes en nuestro cuerpo, para no estar pendientes de nuestros pensamientos. A pesar de esto, seguro que tendrás pensamientos, pero los ignorarás.

> **TRUCO**
> No te enredes en tus pensamientos ni trates de suprimirlos, porque eso llevaría tu atención hacia ahí.

Esto en principio puede resultar difícil, por eso hay que practicar. Vamos a ser como espectadoras de nosotras mismas, y así aprenderemos a conocernos y alcanzaremos conciencia de algo muy importante: **no somos nuestros pensamientos ni nuestras emociones, sino el ser que los acoge**. Esto te dará una fuerza inmensa, pues dejarás de sentirte como la hojita arrastrada por el viento o por la lluvia y empezarás a darte cuenta de que tienes poder sobre tu devenir.

La meditación consiste esencialmente en eso,
en estar con nosotras mismas de verdad,
sin quedar atrapadas en esas historias que
nos desgastan y nos agotan. No estamos liadas
en todo eso, sino en nosotras, respirando
y en nosotras, conectando con esa parte interna
que es nuestro verdadero ser, nuestra
verdadera naturaleza.

Te aseguro que esta aventura de ir hacia dentro y conectar con tu naturaleza es el mejor regalo que te puedes hacer y un gran viaje, pues en tu interior están todo el amor, la pasión, la diversión, la paz, el bienestar, el conocimiento, el amor incondicional, etc. Cuando queremos hacernos un regalo o mimarnos, las mujeres a menudo recurrimos a un cosmético, un perfume, algo de ropa o un masaje. Esto está muy bien, pero te aseguro que el mejor regalo es practicar esos ratitos de meditación en los que conectarás contigo misma y que darán verdadero sentido a tu vida, más allá de lo material y lo pasajero.

Conectar contigo misma te va a dar un gran poder personal, un magnetismo apoyado en tu autenticidad y seguridad, no en el egoísmo y el narcisismo. Porque serás la mejor versión de ti misma y podrás compartirlo con los demás, irradiarlo.

No sólo te sentirás radiante, sino que irradiarás esa energía a tu alrededor y serás fuente de inspiración para los demás. Para mí, ésta es la mejor ambición que podemos tener, la de desarrollar este poder interno. Y la meditación puede ayudarnos a conseguirlo.

¿Cuándo es mejor meditar?

Es ideal meditar por la mañana, pero entiendo que la mayoría de los días suena el despertador y pasamos de cero a cien en cinco segundos. Si puedes despertarte un poquito antes, cuando todo el mundo está durmiendo, ése es el momento ideal. Sé que pensarás: «Uf, ¡que sueño!», pero te aseguro que si vences esta resistencia y meditas cada mañana un ratito, por ejemplo quince minutos (aunque esto depende de cada una), antes de ponerte en marcha llenarás la batería con la mejor de las energías, y eso te permitirá afrontar todas las actividades que tienes durante el día.

Si por la mañana tienes mucho sueño, puedes buscar momentos durante el día, pero no esperes a que el día te los dé: ¡tómalos! Tienes que poner interés e intención en que estos momentos se generen, e incluso programarlos en la agenda.

La alimentación es básica para tener energía y encontrarnos bien, pero también hay que alimentar la mente y el espíritu. Por eso, considero que es imprescindible practicar la meditación.

Venimos a esta vida a mejorar y a ser dueñas de nosotras mismas. Somos guerreras y venimos a conquistarnos, con esfuerzo, con voluntad, con disciplina. Y la meditación es imprescindible para conectar con nuestra fuente de sabiduría, nuestra fuente de energía, nuestra fuente de amor. Para vivir de verdad el día a día.

A continuación voy a describirte una meditación que considero muy femenina y agradable. Me la enseñó un maestro taoísta, pero la he adaptado y la explicaré a mi manera.

- *Primero desconecta el teléfono móvil y asegúrate de que vas a tener un rato tranquilo y sin interrupciones.*

- *Siéntate con la espalda recta, en una silla con las piernas juntas y los pies en el suelo o bien en el suelo sobre un cojín y con las piernas cruzadas.*

- *Baja la barbilla ligeramente para conseguir que la nuca esté recta y pon la lengua detrás de los dientes en el paladar.*

- *A continuación afloja el pantalón e intenta poner el dorso de la mano derecha sobre la palma de la mano izquierda, ambas en reposo.*

- *Relájate, cierra los ojos e imagínate en una situación que te guste. Puedes imaginar la cara de alguien a quien amas o un paisaje en el que te sientas muy relajada.*

- *Sonríe, pero sin forzar, sólo si la imagen te resulta agradable.*

- *Lleva esa sonrisa a tu frente y sonríe a tu frente y siente cómo se relaja; baja la sonrisa a los ojos, sonríe a tus ojos y agradéceles que te dejen ver, dales un baño de sonrisa y de frescura; baja a la boca, sonríe, relaja los labios y siente la lengua en el paladar; baja la sonrisa a la mandíbula y libera las tensiones que suelen asentarse ahí.*

EL MÉTODO. FASE 1: EN BUSCA DEL EQUILIBRIO

- *Una vez has pasado la sonrisa por toda la cara, baja al cuello, a la garganta (ésta es una zona muy importante, y muchas veces el cuello se agarrota y se tensa). Relajamos el cuello y le agradecemos que siempre esté ahí aguantando esa pesada carga de nuestra cabeza, y le sonreímos; bajamos a la tiroides, le sonreímos y sentimos la garganta abierta como una flor, lo cual nos ayudará a expresarnos con más fluidez; bajamos por el pecho y seguimos sonriendo; y por el timo, que nos ayudará a tener mejor inmunidad.*

- *Después bajamos al corazón, situado en el centro ligeramente a la izquierda, y también le sonreímos, pues es la sede del amor, del respeto y de la alegría. Vamos a sentirlo abierto y relajado, sentimos esa alegría, ese placer de tener el corazón abierto.*

- *Luego llevamos la sonrisa a los pulmones y les agradecemos su función de respiración; los sentimos esponjosos, húmedos, grandes.*

- *Bajamos la sonrisa al hígado, en la parte media de nuestro torso a la derecha, y le agradecemos la función tan importante de alimentarnos y desintoxicarnos; lo sentimos jugoso, húmedo, fresco, y le sonreímos para eliminar el mal humor que acumulamos ahí, el mal carácter que tenemos a veces, el enfado, la rabia, y rellenamos el espacio con pequeñas células sonrientes.*

- *Seguimos hacia los riñones, que están por la parte de la espalda a la altura de la cintura, a ambos lados; les agradecemos que nos ayuden a depurarnos, los sentimos contentos, los li-*

beramos de nuestros temores y les agradecemos que nos sostengan; los vamos a sentir calientes, pues es así como a los riñones les gusta estar.

- Nos vamos hacia el estómago, el páncreas, el bazo, que está a la altura de la cintura a la izquierda, y expulsamos las dudas y las preocupaciones. Nos sentimos alegres y amables, justas y decididas, y sentimos todo eso físicamente en nuestro cuerpo.

- Continuamos hacia la vejiga, los ovarios, el útero, la vagina, y les sonreímos y sentimos que con la sonrisa fluyen el amor, la alegría, la amabilidad, la bondad; y les damos gracias por proporcionarnos la energía sexual, esa energía vital que hace posible que podamos reproducirnos, que hace posible que tengamos tanta vitalidad.

- Volvemos a los ojos y desde allí sonreímos a todos los órganos comprobando que no quede tensión, que no quede ni una sola célula que no esté alegre y sonriendo.

- Producimos saliva, empezamos a moverla en la boca como si mascáramos y la tragamos con fuerza. Seguimos la saliva con la sonrisa por el estómago, el intestino, el intestino delgado y el intestino grueso, y les agradecemos a todos ellos su función.

Si estás cansada, puedes parar aquí de momento.

- Cuando tengas un poco más de práctica, puedes seguir con la parte trasera del cuerpo.

- Sientes la energía entre los dos ojos y cómo esa zona se expande con la sonrisa; luego sientes una luz brillante que se mueve entre los dos hemisferios del cerebro y que baja por detrás, por el cráneo, a lo largo de las siete cervicales, que están en el cuello, por las doce vértebras torácicas y por las cinco lumbares de la parte inferior de la espalda. Sonreímos y notamos cómo están lubricadas, rejuvenecidas, sonrientes, vibrantes, radiantes; llevamos la sonrisa hacia el sacro y el coxis, sentimos cómo toda la espalda se expande y se alarga.

- Llevar la sonrisa a la espalda nos ayudará a calmar y reforzar el sistema nervioso y de esta manera ser menos víctimas de las situaciones. No estamos tan reactivas ni tan sensibles a lo que nos dicen o a lo que vemos o a los estímulos exteriores, sino más en nuestro cuerpo, y así podemos hacer frente a todo de una manera mucho más centrada.

- Ahora que ya hemos sonreído a todo nuestro cuerpo, vamos a imaginar una cascada que nos baja desde arriba por todo el cuerpo, una cascada de energía, de salud, de vitalidad, de alegría y de amor.

- Y para que esta maravillosa energía que hemos generado no se escape, la vamos a guardar en nuestra caja fuerte, que está en el ombligo. Podemos usar un dedo como guía para la energía e introducirla haciendo pequeñas espirales en un sentido y otro. Esa energía se guarda ahí y la tenemos a disposición del cuerpo para cuando la necesite.

Y fin de la meditación. Salimos de la postura y lentamente nos incorporamos a la actividad habitual. Con la práctica verás que puedes sonreír a todas tus células de forma muy rápida, e incluso realizar una versión exprés muy útil para resetearte en momentos puntuales.

Esta meditación, que hemos de acostumbrarnos a practicar regularmente, es como enchufarse a una batería y recargarse, pues te sientes rejuvenecida, muy energizada y muy vibrante; parece que hasta ves mejor, oyes mejor y piensas mejor. Sé que a veces te dará pereza ponerte a meditar y te costará encontrar el momento, pero debes pensar que para poder estar bien en el mundo tenemos que estar bien nosotras. Para poder cuidar a nuestra familia y nuestros seres queridos tenemos que cuidar primero de nosotras; y no se trata de un cuidado narcisista, simplemente es que tenemos que estar bien, tener energía y un buen equilibrio emocional. Esta meditación depura mucho las emociones, ayuda a conectar con la alegría y la bondad del corazón y con las virtudes que hay en cada órgano.

La combinación de libertad mental, conocimiento y amor es lo que nos hace estar bien en el mundo y nos da esa paz interior tan ansiada por todos.

Conecta con tu talento

«Nuestro miedo más profundo no es que seamos inadecuados. Nuestro miedo más profundo es que somos poderosos, más allá de toda medida. Es nuestra luz, no nuestra oscuridad, lo que nos asusta. Nos preguntamos: ¿quién soy yo para ser brillante, fantástica, inteligente, fabulosa? En realidad, ¿quién eres tú para no serlo?... Tus papeles insignificantes no le sirven al mundo para nada. Reducirse para que los demás no sientan inseguridad con respecto a ti no es ningún signo de inteligencia. Nacemos para manifestar la gloria de Dios, que se encuentra en nuestro interior. No somos sólo algunas; es todo el mundo. Y en cuanto manifestamos el brillo de nuestra propia luz, les permitimos a los demás hacer lo mismo. En cuanto nos liberamos de nuestro miedo, nuestra presencia libera automáticamente a los demás.»
MARIANNE WILLIAMSON

Nuestro bienestar como personas y como mujeres tiene también mucho que ver con encontrar nuestro lugar en el mundo y con darle un sentido a nuestra existencia. Por eso al final de cada fase te ofreceré una breve reflexión sobre las ideas o las vivencias que me han ayudado a darle un sentido a la mía y que me han servido y me sirven de guía interior. Insisto en que este manual que te ofrezco es una propuesta «integral», y por lo tanto también abarca nuestra dimensión más sutil.

Recuerdo que cuando era más joven y escuchaba canciones o leía poemas pensaba: «*Todo el mundo escribe y canta a lo mismo. Todos deseamos fundirnos en alguien que nos acoja, que no nos juzgue, que nos comprenda siempre, que nos tolere y nos envuelva*».

Y es que todas las canciones más o menos hablaban (y siguen hablando) de esto, tanto si las cantan mujeres como hombres, de cualquier edad, procedencia, estado civil y tendencia. Con el tiempo y los años he llegado a la conclusión de que esas canciones cantan al anhelo que tiene todo ser humano de conectar con el AMOR.

Muchas de esas canciones hablan de desengaños amorosos que normalmente vienen porque la pareja no satisface el ansia y la búsqueda del amor. Eso se debe a que, en realidad, el amor con mayúsculas no nos lo puede ofrecer la relación con otra persona va más allá de lo que puede darnos una pareja, es algo más elevado, más amplio, más original (palabra que, no es casual, viene de origen). Por lo que he ido viviendo y experimentando, ese amor está dentro de nosotros mismos, que tenemos una naturaleza de luz, que estamos hechos de la misma «materia» de la que está hecha la inteligencia superior, el alma superior, Dios o como quiera que las distintas tradiciones y las distintas civilizaciones lo llamen.

Creo que es indiscutible que hay una inteligencia superior, un orden superior. Los físicos lo llamarán de una manera y los religiosos de otra, pero es innegable que existe. Cuando era pequeña, en clase de religión (fui a un colegio católico) me explicaban que según Jesús estamos hechos a su imagen y semejanza y que en nosotros está el templo de Dios, de su padre. También los budistas nos dicen que todos somos Buda, que la naturaleza de Buda es nuestra verdadera naturaleza. Entiendo que nuestra verdadera naturaleza es así, lumínica, poseedora del conocimiento absoluto y del amor incondicional. Conectar con eso es lo que le va a dar sentido a nuestra vida, lo que nos va a dar bienestar real y paz interior.

Pero ¿qué nos ocurre?, ¿por qué nos resulta tan difícil establecer esta conexión? Pues porque hemos envuelto esa semilla o esa verdadera naturaleza con capas, capas y más capas de emociones, de sentimientos, de vivencias de confusión, de ignorancia, de miedos, de frustraciones, de rabia, de envidias, de celos, de inseguridades, etcétera. Todas estas emociones forman capas que nos impiden no ya conectar con esa verdadera naturaleza, sino en muchos casos ni siquiera intuir que la tenemos.

Sin embargo, estoy convencida de que **podemos acceder a esta esencia nuestra tan maravillosa donde reside el potencial del TODO**. Te daré tres pistas que a mí me han servido:

1. No somos víctimas de los acontecimientos, sino que **podemos dirigir nuestras vidas**. No somos como hojas que arrastra la lluvia, sino «dueños de nuestro destino» y «capitanes de nuestra alma», como reza el poema *Invictus*, de William Ernest Henley. Podemos ser libres. Tenemos que ver cómo podemos liberarnos y cómo podemos hacer un buen uso de esta libertad.

2. La vida es un regalo. Hay que agradecer lo bueno que tenemos, pero también lo malo que nos llega, pues nos va ayudar a superarnos, a mejorar. A partir de ahora me gustaría que te tomaras cada desgracia, cada enfermedad, cada ruptura, cada crisis, cada pérdida, cada contratiempo como una prueba para superarte y como un aprendizaje. A lo largo de la vida nos vamos a topar con problemas imprevistos, amores que llegan, amores que se van, inseguridades, celos, angustias, enfermedades, problemas en la familia, seres queridos que se mueren, trabajos que vienen y van, miedos, rabias, frustraciones, etc. ¿Cómo podemos vivir de forma plena? Y ¿cómo podemos dar lo mejor de nosotras mismas? Pues teniendo siempre una **visión positiva**.

3. Es importantísimo que **conectemos con nuestra pasión**. Todos nacemos con algo que aportar, con un don o con algo bueno que dar a los demás, y a la vez todos nacemos con carencias que hacen que necesitemos de los demás. No hace falta que seamos la mejor pianista ni la mejor pintora ni la mujer del año ni la mejor ejecutiva ni la mejor profesora ni la mejor actriz ni la mejor enfermera ni la madre Teresa. Nuestro don puede ser sencillo, como ser buenas madres o amigas, ayudar a los demás u organizar las fiestas del barrio. Tenemos que aprender a reconocer qué es aquello que nos hace conectar con nosotras mismas, eso que nos encanta hacer.

Te voy a proponer un ejercicio para identificar tu don, para descubrir tu pasión y conectar con ella. Haz una lista con aquellas cosas que te encanta hacer. Sería algo así como esto:

Soy buena haciendo ....

Me sale bien hacer ....

Haría .... *siempre sin cobrar, sólo por gusto.*

Leo libros o revistas sobre..

De niña me encantaba hacer..

Me encanta oír hablar o aprender sobre ....

Podría estar horas haciendo ....

La gente me agradece que..

Me quedaría hablando hasta las tantas de................................

Con este sencillo ejercicio podemos descubrir que tenemos talento para cosas que nos parecen tan cotidianas que no les damos importancia, aunque la tienen. Por ejemplo, puedes descubrir que eres buenísima cocinando, que de pequeñita hacías pastelitos en casa y se los vendías a los vecinos, que la gente siempre te dice que tus pasteles son fantásticos y que te pasarías horas viendo programas de cocina. Sin embargo, cuando te preguntan qué haces bien nunca se te ocurre decir esto porque consideras que no tiene ningún valor. Y sí lo tiene, pues haces feliz a la gente y eres feliz cocinando, y a lo mejor tu profesión se puede conectar con ese talento.

Otro ejemplo, hay gente que tiene el don de escuchar. He conocido mujeres que se han pasado la vida escuchando a sus amigos, a sus hermanos, a los vecinos, a los compañeros del trabajo, etc. Saber escuchar a los demás es un gran talento, y además muy útil. Estas personas pueden ser buena consejeras, buenas psicólogas o buenas *coach*.

Al hacer el ejercicio de la lista, fíjate en qué cosas te producen cosquilleo en el estómago cuando las piensas o las escribes. Si descubres y pones en práctica tu don, es muy probable que tu vida adquiera un nuevo sentido.

Menús y recetas

En los menús y recetas de la primera fase...

Vamos a introducir:
- arroz integral
- legumbres: lentejas, garbanzos, alubias, azukis
- pescado blanco, azul, marisco
- verduras de temporada
- fruta de temporada
- semillas: de girasol, de calabaza, de sésamo
- algas: kombu, wakame
- condimentos: shoyu, sal marina, gomasio, vinagre de arroz
- aceite virgen extra: de sésamo
- endulzantes naturales: melaza de arroz, melaza de avena, estevia, regaliz
- bebidas: té bancha, té kukicha, té mu, infusiones

Debemos evitar del todo:
- azúcar, fructosa, sacarina, aspartamo, sorbitol y otros edulcorantes artificiales, y todo lo que los contenga (acordémonos de consultar las etiquetas para ver los ingredientes)

- chocolate con azúcar
- alcohol (excepto un poquito de vino o cerveza de buena calidad en ocasiones especiales)
- carne roja, de cerdo, de ave, huevos (en la medida de lo posible; en la segunda fase lo dejaremos del todo)
- alimentos enlatados
- alimentos que contengan ingredientes modificados genéticamente
- aceite refinado
- vinagre comercial

Podemos tolerar todavía:
- arroz blanco
- pasta blanca
- harinas refinadas (pan blanco)
- lácteos
- algo de proteína proveniente de ave, algún huevo

Para el desayuno:

El desayuno es de las comidas más importantes del día, como ya nos decían nuestras abuelas. Es importante que tomes hidratos en el desayuno. Lo ideal es que sean complejos, que provengan del cereal integral. En esta fase, todavía no hemos pasado totalmente al pan integral, pero puedes empezar a introducirlo.

- Podemos desayunar pan tostado con tomate rallado, aliñado con aceite de oliva virgen y un poquito de sal. Si estábamos acostumbradas a acompañarlo de embutido, ahora lo vamos a hacer con bonito o atún en aceite de oliva, unas sardinas en aceite de oliva, salmón ahumado, anchoas o, si queremos una versión más dulce, con mermeladas que no lleven azúcar añadido (de fresas, moras, frambuesas, cerezas, arándanos, etc.).

- Otra opción es tomarnos un muesli de cereales tostados. Hago hincapié en esta última palabra, porque los mueslis que traen los cereales en crudo, por ejemplo los copos de avena crudos, son indigestos. También podéis comprarlos y tostarlos en casa, extendidos en una bandeja del horno. Este muesli podemos mezclarlo con semillas tostadas, algún fruto seco, como almendras, nueces o piñones, y alguna fruta seca, como pasas, fresas o frambuesas deshidratadas. Los mueslis normalmente se hidratan en leche. En esta primera fase, si estás acostumbrada a la leche de vaca, sigue utilizándola. Más adelante, te hablaré de las bebidas vegetales, que son mucho más saludables. Si te animas de entrada, puedes utilizar leche de arroz o de avena.

- Hay otra opción magnífica para el desayuno: la crema de arroz. Ésta es una receta que requiere tiempo de elaboración (lo verás a continuación, en este mismo apartado), pero es inmejorable para reforzar el sistema digestivo, dar energía y fomentar el equilibrio interior. Se puede preparar para dos o tres días y se acompaña de semillas tostadas, frutos secos tostados o pasas, o, en su versión salada, con un poco de gomasio y perejil fresco picado.

- Como bebidas para acompañar los desayunos, vamos a introducir los tés orgánicos. Tenemos la opción de tomar un té de tres años sin teína, si queremos algo armonizador y suave; un té mu, si queremos algo digestivo y que nos dé energía, o un té verde, té negro o té inglés, que tienen teína, si lo que necesitamos es despejarnos.

- Si eres cafetera, en esta primera fase puedes seguir tomándolo (hablaré sobre el café un poco más adelante), pero endúlzalo con estevia o con melaza de cereales.

Para el almuerzo o la cena:
Ya hemos visto las proporciones ideales de los distintos alimentos que deben comerse al cabo del día. Puede ser una referencia para preparar tu menú del mediodía. Tenemos que comer hidratos de carbono complejos, así que vamos a echar mano del arroz integral.

- Arroz integral: Tómalo por lo menos tres veces a la semana. Si decides pasar a la segunda fase, verás que incorporamos otros cereales integrales. Si decides no hacerlo, procura seguir comiendo arroz integral varias veces a la semana, tu organismo te lo agradecerá.
  Puedes cocinarlo de mil maneras: hervido y aliñado con un buen aceite, condimentado con gomasio y perejil fresco, cocinado con verduras, en paella de pescado, con mejillones, con almejas, con gambas, con legumbres, en forma de rollitos japoneses, en bolas de arroz, etc. Recuerda que el arroz integral siempre debe estar bien cocinado, pues si lo dejas al dente puede resultarte indigesto.

- Proteínas: vamos a introducir más legumbres. Comeremos lentejas, garbanzos, alubias y azukis tres o cuatro veces por semana. Tenemos que cocinarlas bien para que nos queden blandas, y condimentarlas con carminativos (comino, laurel, cardamomo, etc.) para que sean digestivas.

- Alternando con las legumbres, comeremos pescado, por ejemplo dos veces por semana, y lo cocinaremos a la plancha, al vapor o al horno, es decir, evitando los fritos en la medida de lo posible. Si queremos comer un pescadito frito, podemos beber agua con unas gotitas de limón, que nos ayudarán con la digestión.

- Siempre que comamos pescado, vamos a intentar combinarlo con verduras u hortalizas de hoja verde. En general, en cada comida introduciremos un par de verduras distintas, por ejemplo cebolla y judía verde, zanahoria y coliflor, calabaza y puerro, espinaca y cebolla, brócoli y zanahoria, rábano y espinaca, etc., intentando que en la mayoría de estas combinaciones siempre haya una verdura de raíz (cebolla, zanahoria, nabo, chirivía y rábano). Si hace calor, o estamos muy energéticas, quizás nos apetezca más una ensalada de crudos: lechuga, tomate, apio, endivias, rábano, pepino, etc. Un poco más adelante, también te hablaré sobre la diferencia de comer las verduras crudas o ligeramente cocinadas.

- Condimentaremos estas verduras para que queden sabrosas con aceite virgen de sésamo, del que vamos a intentar tomar en esta primera fase una cucharada sopera al día; o con aceite de oliva virgen, shoyu y vinagre de arroz, o limón. De momento, con estos saludables condimentos puedes conseguir unas ricas vinagretas.

- De postre tomaremos una infusión digestiva, por ejemplo de hierba luisa, y prescindiremos de la fruta justo después de comer.

- Puedes elaborar entrantes, platos principales y postres a partir de los alimentos que proponemos en esta primera fase; y puedes comer tanto como quieras.

- Para beber, agua mineral, agua con gas, agua con unas gotitas de limón, un té caliente o fresco, un caldito o una infusión digestiva. El vino o la cerveza en dosis muy pequeñas y siempre de buena calidad.

- Utiliza las hierbas y especias a las que estés acostumbrada, que además te servirán para variar los sabores y cuidar la presentación. Para sazonar la comida en la mesa, procura tener los aceites, sal marina, vinagre de arroz y salsa de soja o shoyu, pero recuerda que este último no debe ponerse en crudo sobre los cereales. También puedes usar a menudo las semillas tostadas.

- Por último, recuerda lo que comentábamos al final de esta primera fase: toma conciencia de lo que haces en cada momento. Cuando te sientes a la mesa a comer, disfruta del plato y come siendo consciente de las texturas, los aromas, los sabores, etc. Mastica y ensaliva bien la comida.

Menú A

Desayuno
- Pan untado con tomate rallado y bonito en aceite de oliva.
- Té al gusto.

Almuerzo
- Arroz integral a presión con estofado de lentejas, condimentado con gomasio y perejil fresco picado. Verduras al vapor bien aliñadas y condimentadas con semillas tostadas.

Cena
- Crema de calabaza y cebolla.
- Pescado blanco (calamar o sepia) a la plancha y acelgas al vapor salteadas con un poquito de aceite.

Menú B

Desayuno
- Muesli de cereales tostados mezclados con semillas tostadas y almendras o nueces o piñones tostados.
- Hidratado con leche, té o zumo de fruta.

Almuerzo
- Arroz salteado con verduras y gambas.
- Azukis con calabaza.
- Ensalada de brotes verdes aliñada y condimentada con semillas tostadas.

Cena
- Sopa juliana de verduras.
- Seitán a la plancha acompañado de zanahoria rallada aliñada con aceite y un poquito de limón.

Menú C

Desayuno
- Crema de arroz aderezada con semillas y frutos secos tostados.
- Té o infusión.

Almuerzo
- Arroz integral con hummus.
- Verduras hervidas en ensalada.

Cena
- Consomé de verduras.
- Pescado al horno con cebolla y tomate.
- Judías verdes al vapor con salsa al gusto.

Aperitivos, tentempiés, meriendas

- Rollitos de arroz (hechos con restos de las verduras del almuerzo, por ejemplo).
- Galletas hinchadas de maíz o de arroz con patés vegetales o mermeladas.
- Alguna de las bebidas indicadas en esta fase.
- Una pieza de fruta.
- Fruta en compota con almendras o piñones tostados.
- Calabaza al horno.
- Pequeño bocadillo de pan con tomate y bonito en aceite de oliva.

Arroz integral a presión

Ingredientes
- 1 taza de arroz integral entero biológico
- 3 tazas de agua mineral
- Una pizca de sal marina
- Un trozo de alga kombu

Se prepara así:
Poner el arroz en remojo media hora antes de cocinarlo. Tirar el agua del remojo y lavar el arroz bajo el grifo de agua fría. Poner en una olla exprés el arroz, el agua y la sal o el alga kombu (en este caso, poner el arroz encima del alga). Tapar la olla y llevar a ebullición. A partir de que la válvula gire, cocer a fuego lento y con difusor de calor durante 45 minutos o 1 hora, hasta que deje de salir agua por la válvula de la olla. Apagar el fuego y dejar que la presión se reduzca naturalmente. Destapar y mover todos los granos de arroz con un utensilio de madera mojada.

Sobre esta receta, es interesante que sepas:
El arroz integral nutre y fortalece los pulmones y la digestión, armoniza la mente y las emociones. Es, en realidad, el alimento energético más equilibrado: equilibra la mente y el cuerpo, centra el espíritu, ayuda al control del continuo mental, se puede tomar todo el año y, prácticamente, en casi todas las condiciones. Rejuvenece y combina con casi todo. Debe estar muy bien hecho, no al dente.

Crema de arroz

Ingredientes
- 1 taza de arroz integral entero biológico
- 5 tazas de agua mineral
- Un trozo de alga kombu o 1 ciruela umeboshi
- Un pellizco de sal marina

Se prepara así:
Poner el arroz en remojo media hora antes de cocinarlo. Tirar el agua del remojo y lavar el arroz bajo el grifo de agua fría. Añadir en una cacerola el arroz, el agua y la sal o el alga kombu. Tapar y llevar a ebullición. Poner el difusor de calor, bajar el fuego y hervir durante 90 minutos. Apagar el fuego y dejar reposar tapado durante 5 minutos.

Sobre esta receta, es interesante que sepas:
Energiza, equilibra, centra las emociones y aporta resistencia. Es un excelente depurativo.

Arroz con mejillones

Ingredientes
- 1 taza de arroz integral entero biológico
- 3 tazas de agua mineral
- 600 g de mejillones de vivero
- ¼ de taza de verde de cebolla tierna picada
- ¼ de taza de sake natural
- 1 cda. de aceite de oliva
- Una pizca de sal marina

Se prepara así:
Para hervir el arroz, ver la receta «Arroz integral a presión». Rascar y lavar los mejillones y pasarlos a una cacerola con un fondo de agua. Tapar y hervir a fuego fuerte durante 1 o 2 minutos, o hasta que se hayan abierto. Verter el contenido en un plato y quitar las valvas a los mejillones. Saltear el verde de cebolla tierna con un poco de aceite y rociar con el sake. Añadir el agua de cocción de los mejillones, filtrando la posible arena. Cuando el arroz ya esté cocido, hacer bajar la presión pasando la olla, aún cerrada, bajo el grifo de agua fría, para poder abrirla rápido. Llevar a ebullición los mejillones con el sake y verterlos sobre el arroz, mezclando con un tenedor. Tapar y dejar reposar unos minutos antes de servir, para que los sabores se amalgamen.

Sobre esta receta, es interesante que sepas:
Excelente para reforzar los riñones, la zona lumbar y los pulmones. Es un plato muy nutritivo y reconstituyente.

Arroz salteado con verduras y gambas

Ingredientes
- 2 tazas de arroz integral cocido
- 1 taza de cebolla picada
- ½ taza de zanahoria picada en cuadritos o tiritas finas
- ½ taza de apio picado
- ½ taza de la parte verde del puerro (picadito)
- Gambas peladas y limpias (o en seitán o tofu cortados en cubitos)
- 1-2 cdas. de aceite de sésamo de primera presión en frío
- 1-2 cdas. de tamari
- Unas gotas de jugo de jengibre fresco

Se prepara así:
Pincelar una sartén con aceite y saltear la cebolla durante unos minutos.
Añadir las demás verduras y el seitán, el tofu o las gambas.
Cuando estén doradas, añadir el arroz, el tamari, el jengibre y remover unos minutos más. Servir caliente.

Sobre esta receta, es interesante que sepas:
Éste es de por sí un plato completo, ya que contiene cereal integral, proteínas y verduras; es muy reconstituyente, ideal para la primavera y el otoño.

Rollitos de arroz

Ingredientes
- Arroz integral cocido aliñado con vinagre de arroz y melaza de arroz
- 3 hojas de sushi nori
- 1 esterilla para enrollar makis

Para el relleno
- Atún fresco, aguacate maduro y wasabi
- Pepino cortado en tiritas y pasta de umeboshi
- Zanahoria, judías verdes y espárragos escaldados, semillas de girasol tostadas y salsa de miso

Se prepara así:
Condimentamos el arroz cocido con el vinagre de arroz y la melaza disueltos en ¾ de vaso de agua. Colocamos la hoja de nori tostada con la parte brillante hacia la esterilla. Colocamos el arroz, bien prensado, en un extremo de la hoja de alga, y vamos poniendo los ingredientes de cada rollito en el centro de la tira de arroz. A continuación, vamos liando con cuidado el rollo con ayuda de la esterilla. Cortamos los rollos con un cuchillo. Los rollitos pueden hacerse del grosor que se desee, dependiendo de la cantidad de arroz que pongamos. El relleno puede variar tanto como queramos.

Sobre esta receta, es interesante que sepas:
Los alimentos que se preparan con el arroz prensado y con una forma concreta ayudan a potenciar la concreción del pen-

samiento. Además, si en el relleno incorporamos algún alimento de sabor ácido y salado, facilita la digestión y puede ayudar con la concentración. Los rollitos son un buen *snack* y una excelente forma de introducir el arroz integral a los niños y en dietas de transición.

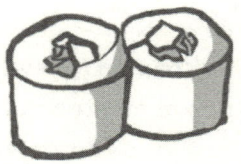

MENÚS Y RECETAS

Estofado de lentejas

Ingredientes
- 2 cebollas en cuadritos y 1 puerro (cortado fino)
- 2 zanahorias ralladas
- 1 penca de apio (cortado fino)
- 100 g de lentejas Dupuy o pardinas
- 5 cm de alga wakame (remojar 5 minutos, escurrir y cortar)
- 2 dientes de ajo, o la cantidad equivalente de jengibre
- Laurel, perejil
- Sal marina
- Aceite de sésamo
- Agua mineral

Se prepara así:

Lavar las lentejas y ponerlas a hervir en agua que sólo cubra su volumen. Cuando llegue a ebullición, verter el agua y añadir agua de nuevo que tan sólo cubra. Añadir la wakame y el laurel y cocer a fuego lento en la olla tapada, mientras preparamos el resto de verduras. En una cacerola pincelada con aceite, saltear las cebollas y el puerro con una pizca de sal durante 10 minutos. Añadir las zanahorias ralladas, los ajos enteros y el apio, otra pizca de sal, remover y cocer tapado durante 5 minutos o hasta que empiece a dorarse ligeramente. Agregar las lentejas con el jugo de la cocción y una pizca de sal. Remover, tapar y cocer a fuego lento durante 15 minutos. Si hiciera falta, rectificar el sabor con unas gotas de salsa de soja, remover y servir con perejil picado.

Sobre esta receta, es interesante que sepas:

Acompañado de arroz integral, se convierte en un plato de proteína completa. Muy bueno en caso de anemia y debilidad. Remineraliza y nutre. Condimentado con semillas de sésamo, contiene todos los aminoácidos esenciales. Resulta muy adecuado para potenciar la concentración y para estudiar, y es muy apropiado para consumir regularmente.

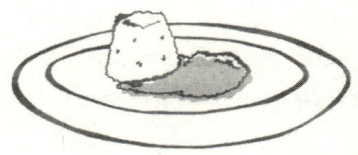

Hummus (paté de garbanzos)

Ingredientes
- 1 taza de garbanzos biológicos, cocidos con un trozo de alga kombu
- 2 cdas. de tahín blanco
- Sal marina
- Zumo de un limón
- Perejil

Se prepara así:
Calentar ligeramente los garbanzos con el líquido de cocción. Escurrir y reservar un poco de dicho líquido. Añadir el resto de ingredientes y hacerlo puré, hasta conseguir la consistencia de paté; si hace falta, añadir un poco del líquido reservado. Servir acompañado de tortas de arroz, o con rebanadas de pan integral biológico de levadura madre, o con chips de maíz biológico, combinando de esta forma la legumbre con algún cereal.

Sobre esta receta, es interesante que sepas:
Excelente para aumentar de peso, reforzar el estómago y el páncreas, como fuente de proteína y revitalizante general del organismo y riñones. Si se quiere perder peso, evitar el tahín. Ideal en verano y en climas cálidos.

Azukis con calabaza

Ingredientes
- 2 tazas de calabaza cortada en dados
- 1 taza de azukis (remojados toda la noche)
- 1 trozo de alga kombu
- 1 cda. de shoyu
- Una pizca de sal marina
- Aceite de sésamo o de oliva
- Agua mineral

Se prepara así:
Escurrir y aclarar los azukis bajo el grifo. Tirar el agua de remojo. Poner los azukis y el alga kombu en una cacerola, cubiertos de agua y la calabaza encima. Cocer a fuego lento hasta que los azukis estén tiernos (mínimo 1 hora a presión, 1 hora y media hervido). Agregar shoyu y dejar cocer unos minutos más (si echamos sal, dejar cocer como mínimo unos 10 minutos más). Aplastar con el tenedor, si se le quiere dar consistencia de paté, y servir una cantidad de 2-3 cdas. en el plato.

Sobre esta receta, es interesante que sepas:
Resulta excelente para regular el exceso de azúcar en la sangre (diabetes) o la falta (hipoglucemia), así como para proteger los riñones. Va muy bien en toda enfermedad renal. Tiene efecto laxante. Cambiando la calabaza por zanahoria y cebolla o nabos y puerros, se convierte en un plato todavía más depurativo.

ABRIDGED

Seitán a la plancha con ajo y perejil

Ingredientes
- 250 g de seitán cortado en rodajas
- ½ diente de ajo picado
- 1 cda. de aceite de sésamo o de oliva de primera presión en frío
- Perejil picadito

Se prepara así:
Dorar el ajo en una sartén con muy poco aceite, para que no se sofría.
Añadir el seitán. Tapar y cocinar a fuego entre bajo y medio, dándole la vuelta cuando esté dorado.
Rociar con el perejil picado y servir con *pickles*, o con un poco de hoja verde, o con rabanito rallado.

Sobre esta receta, es interesante que sepas:
Ayuda a la musculatura y refuerza la flexibilidad de los huesos.
Aporta proteínas de buen nivel, por lo que también es bueno para las funciones cerebrales.
Las personas con alergias y síntomas de calor (picores, rojeces, inflamaciones, insomnio, gases olorosos…) deben evitar el ajo.

Verduras al vapor

Ingredientes
- ½ calabaza y/o 2 cebollas y/o ¼ de col y/o coliflor y/o hinojo y/o nabo y/o puerro y/o zanahoria (cortadas en trozos más o menos grandes). Elegir 1 o 2 verduras redondas, 1 o 2 de raíz y 1 o 2 de tallo y hoja.
- Sal marina
- Agua marina

Se prepara así:
Colocar las verduras en una margarita o cestillo para cocer al vapor. Si no se dispone de cestillo, se puede emplear una cacerola de acero inoxidable con 2 o 3 dedos de agua y bien tapada.
Espolvorear con unos granitos de sal marina sobre las verduras y cocer a fuego lento de 7 a 15 minutos, dependiendo del tipo de verdura y del tamaño de los trozos.

Sobre esta receta, es interesante que sepas:
Esta cocción aporta muchas vitaminas. Se trata de la cocción corta más indicada para el otoño y el invierno. Repone fluidos y tonifica la digestión, regula el páncreas y tranquiliza el espíritu.

Verduras hervidas en ensalada

Ingredientes
- Seleccionar dos o tres tipos de verduras: cebolla, zanahoria, brécol, judía verde, col o coliflor, rabanito puerro...
- Sal marina

Se prepara así:
Poner una cacerola al fuego llena hasta la mitad de agua mineral, con un pellizco de sal marina. Llevar a ebullición y retirar la tapa. Ir agregando las verduras, según su dureza, y hervirlas por separado entre 2 y 7 minutos: brécol y coliflor: 7 minutos, zanahoria: 4 minutos, judía tierna: 4 minutos, col: 4 minutos, acelga: 2 minutos, rabanitos: 1 minuto, etc. Lo importante es que la verdura no quede blanda, sino crujiente.

Sobre esta receta, es interesante que sepas:
Es rica en vitaminas y aporta frescura y ligereza al cuerpo. Favorece el flujo de la energía en el hígado. Sustituye a las ensaladas y a la fruta cuando éstas no son recomendables. En verano, se puede servir fría y mezclada con lechuga; el resultado es una ensalada refrescante, que sienta bien, relaja y nutre de vitaminas el cuerpo.

Crema de calabaza o zanahoria

Ingredientes
- 4 cebollas grandes (en medias lunas)
- 3 zanahorias (en rodajas) o ½ calabaza pequeña (en trozos)
- 5 cm de kombu
- Aceite de sésamo o de oliva
- Una pizca de sal
- Agua mineral
- 1 rama de canela (opcional)
- Perejil o cebollino

Se prepara así:

Saltear las cebollas con un poquito de aceite y una pizca de sal, durante 10 minutos, añadiendo ½ cucharón de agua si se pega al fondo. Añadir el resto de ingredientes, un poco más de sal y agua que cubra. Tapar y cocinar a fuego lento durante 15 minutos. Retirar la kombu (aclarar y guardar en la nevera) y pasar por el pasapurés; rectificar el líquido, con agua o leche de avena, según la consistencia deseada. Servir con perejil o cebollino.

Sobre esta receta, es interesante que sepas:

Ésta es la receta base para preparar cualquier crema de verduras, añadiendo a la cebolla bien cocida otras verduras de temporada: coliflor, apio o calabacín. Para combatir el frío, se puede añadir unas gotas de jugo de jengibre fresco. Versión rápida: para evitar el pasapurés, cortar las zanahorias en daditos y servirlo como una sopa de verduras. En este caso, también queda deliciosa con alga wakame, cortada en trocitos y cocinada junto con las verduras. Lubrica y fortalece los órganos digestivos (estómago e intestinos); ayuda a la digestión y aumenta la energía y la resistencia física. También es relajante.

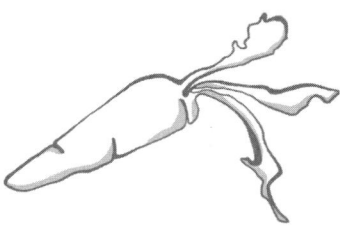

Evitar

alimentos extremos, muy expansivos o muy contractivos

alimentos enlatados y transgénicos

azúcar, chocolate

bebidas alcohólicas

carnes, en la medida de lo posible (las empezaremos a sustituir por legumbres y pescado)

Plato estrella

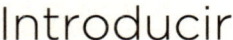

arroz con lentejas

Introducir

calidad ecológica en la verdura, la fruta, etc.

granos integrales (cereales, legumbres y semillas)

tés orgánicos y/o café de cereales

tofu, tempeh y seitán

endulzantes naturales

algunos condimentos

algunas algas

RESUMEN FASE 1

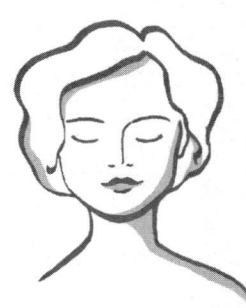

Claves

lee los ingredientes de las etiquetas

cuando comas fuera de casa, elige principalmente verduras, pastas, arroces y pescados

Respiración

sé consciente de cómo respiras

ejercita la respiración abdominal

Meditación

empieza a desarrollar tu poder interno

practica la meditación de la sonrisa interior

Talento

la vida es un regalo

puedes dirigir tu vida

conecta con tu pasión

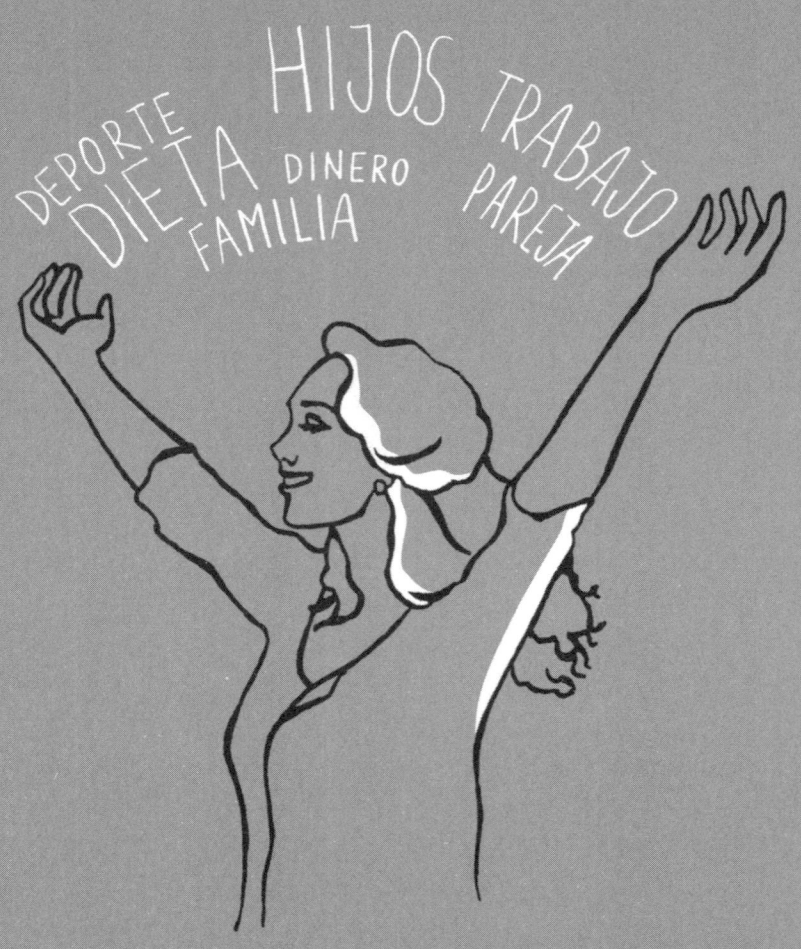

«La vida no es fácil para ninguno de nosotros. Pero... ¡qué importa! Hay que perseverar y, sobre todo, tener confianza en uno mismo. Hay que sentirse dotado para realizar alguna cosa, y esa cosa hay que alcanzarla, cueste lo que cueste.»

MADAME CURIE

FASE 2
Dueña de ti misma

- Las propiedades energéticas de los alimentos
- Introduce nuevos cereales
- La soja y sus derivados
- Alimentos que hay que evitar: los lácteos
- Bebidas que hay que evitar: el café
- Cómo combinar los alimentos
- Por qué los aceites son tan importantes para las mujeres
- Las verduras y cómo cocinarlas
- Las bebidas
- Plato estrella de la fase 2: el puchero mágico
- Ejercicio e hidratación
- Meditación. Estar presente
- Conecta con tu talento
- Menús y recetas

Las propiedades energéticas de los alimentos

Al inicio de la primera fase te expliqué que los alimentos pueden ser contractivos o expansivos, y vimos que los que tienen alguna de estas características en extremo no nos convienen para mantener una alimentación equilibrada. Los alimentos también tienen otras propiedades energéticas. Por ejemplo, pueden ser **acidificantes** o **alcalinizantes**. La forma actual y más extendida de comer, basada en azúcar, endulzantes, cereales refinados, lácteos, productos industriales, alimentos grasos, mucha proteína animal, refrescos, bebidas estimulantes y/o alcohólicas, etc., nos produce acidez, es decir, crea condiciones de acidez corporal.

¿Cómo nos acidificamos?
La acidez se produce cuando:
- comemos alimentos que acidifican,
- sufrimos estrés,
- respiramos insuficientemente,
- nos cansamos demasiado.

Si hay un exceso de acidez el organismo intenta compensarlo echando mano de la reserva de minerales, primero de los que tenemos en los huesos y luego de los que hay en el cerebro y los riñones. También intenta compensar este exceso eliminando ácido por la orina e incrementando el ritmo respiratorio. Si comemos mal, tenemos niveles altos de estrés de forma continuada, casi nunca descansamos bien y respiramos superficialmente, la acidez se vuelve crónica y nos vamos desvitalizando. Entonces nos sentimos cansadas siempre, tenemos dificultades para concentrarnos y, según el carácter, puede que también estemos más propensas a vaivenes emocionales.

¿Qué podemos hacer para alcalinizarnos y compensar todo eso?

- Primero de todo, comer de forma equilibrada, a base de cereales integrales, verduras, legumbres, semillas, algas y otros alimentos naturales, con condimentos alcalinizantes (ya los veremos) y bebidas remineralizantes.
- Masticar bien para mezclar el alimento con la saliva, que es un fluido muy alcalino.
- Respirar adecuadamente, como hemos visto en la fase anterior.
- Hacer ejercicio de forma regular pero sin agotarnos, sin cansarnos en exceso.
- No someternos a estrés de forma continuada. Puedes tener estrés en un momento determinado, pero intenta alejarte de situaciones estresantes.
- No comer en exceso.
- No cenar tarde.
- Dormir suficiente.

EL MÉTODO. FASE 2: DUEÑA DE TI MISMA

A continuación te muestro una tabla sencilla con algunos de los alimentos que más alcalinizan o acidifican. Como verás, los que más acidifican la sangre y los tejidos son las grasas, los aceites fritos, la carne, los huevos, los embutidos, el azúcar y otros endulzantes, los refrescos azucarados, los helados, la bollería azucarada, los farináceos en general y el alcohol.

	Alimentos acidificantes	Alimentos alcalinizantes
+ EXPANSIVO ⟶ **+ CONTRACTIVO**	· Bebidas alcohólicas · Azúcar y miel · Helado · Leche · Grasas y aceites · Fruta · Harina blanca · Mantequilla · Frutos secos · Semillas · Legumbres · Cereales integrales · Pescado · Ave · Embutido · Carne · Huevos · Quesos	· Café de buena calidad · Fruta · Limón · Verduras de tallo y hojas · Judías verdes · Guisantes · Patatas · Verduras de raíz · Verduras de tierra · Algas · Té verde · Té de tres años · Soja · Azuki · Café de cereales · Mijo · Tamari · Miso · Sal

Evidentemente no están todos los alimentos, pero es una tabla bastante completa. Vemos que la fruta sale en las dos columnas; eso se debe a que cuando haces una dieta muy acidificante, rica en carnes, harinas refinadas, lácteos duros, alimentos salados, etc., la fruta drena los residuos de estos alimentos, con lo cual produce un efecto alcalinizante, pero si la dieta está basada en cereales integrales, legumbres, etc., la fruta puede tener un efecto ligeramente acidificante.

Si nos notamos muy cansadas, tenemos algunos trucos sencillos para alcalinizarnos de forma rápida.

TRUCO

Podemos tomar:
- Un té de kombu, que es depurativo, refrescante y un excelente remineralizante; para las mujeres resulta fantástico porque además es muy bueno para la circulación y para el sistema nervioso en general, al que aporta muchos minerales.
- Un té bancha muy caliente, que puedes preparar con una cucharadita de tamari. Esto es una mezcla explosiva que alcaliniza rápidamente.
Con sólo una taza lo notarás enseguida.

En general, todos los tés van bien, pero si no te gusta el té puedes recurrir a otros productos, como por ejemplo el **polvo de cebada germinada**, que además aporta un montón de nutrientes para regenerar el hígado, o un **café de cereales**, que es suavemente alcalinizante, tonifica la energía digestiva y nos ayuda con la concentración mental.

También puedes echar mano de los **condimentos remineralizantes,** por ejemplo el gomasio, que aporta minerales y todos los beneficios del sésamo. O los polvos de algas, los copos de nori, las salsas que llevan miso, shoyu o tamari, o el goma wakame, un condimento hecho con sésamo y algas wakame muy alcalinizante, rico en fósforo, calcio, magnesio, cinc, manganeso, etc. Otro condimento para alcalinizar es la pasta de umeboshi, que además de remineralizante es muy tónico-digestiva. Podemos usarla en las salsas o ponerla en la cocción de los alimentos.

Haciendo uso de todo esto que te explico, y de lo que veremos a continuación, puedes convertirte en la verdadera dueña de ti misma, que es el objetivo de esta segunda fase.

Introduce nuevos cereales

En la primera fase nos hemos dedicado sobre todo a evitar los alimentos extremos y a llenar nuestra despensa con otros más equilibrados, principalmente cereales integrales y legumbres. Por suerte, no tenemos por qué limitarnos a un par de cereales como el arroz y el trigo. Hay muchos más y en esta segunda fase vamos a empezar a conocerlos e introducirlos en nuestra dieta.

La quinoa
Este grano, originario de las culturas maya y azteca, resulta muy interesante porque además de ser reconstituyente y muy nutritivo ofrece una parte proteica. De hecho, me gustaría insistirte en que puedes obtener proteínas de primera calidad combinando algunos granos como la quinoa con legumbres. Porque uno de los principales objetivos de esta segunda fase, como veremos más adelante, es dejar definitivamente la carne, los huevos, los embutidos y los lácteos.

La quinoa se puede consumir con regularidad porque es muy rica en aminoácidos esenciales, especialmente en lisina. También es fuente de calcio y de ácidos grasos esenciales, y es muy energizante, y por lo tanto apropiada para gente muy activa.

- Si haces deporte, eres muy activa o sufres desgaste físico crónico, la quinoa te irá de maravilla, pues es muy regeneradora.

Además, se cocina rápido y se digiere muy bien, por eso es ideal para tomar por la noche.

- Va bien si quieres perder peso, pues es muy ligera y nutritiva, y es muy buena tanto para niños en edad de crecimiento como para personas mayores. ¡Es un superalimento!

En cuanto a la forma de cocinarla, es ideal para mezclar con verduras o hacer paellas. También se pueden preparar ensaladas en verano combinándola con tomate, maíz, aceitunas picadas, alguna legumbre y un buen aliño al gusto. Para usarla en esta fase te facilitaré algunas recetas. Te adelanto que hay que lavarla bien, como todos los cereales, y que es mejor cocinarla en una olla normal que en una a presión. La proporción suele ser de dos vasos de agua por uno de quinoa.

El mijo

Es el cereal más contractivo, junto con el trigo sarraceno, y de los que más calientan, por lo que es ideal cuando tenemos sensación de frío. No es de uso tan universal como el arroz o la quinoa, que suelen sentar bien a todo el mundo. Es remineralizante y energizante, tiene excelentes efectos sobre el sistema nervioso y sobre los huesos, da energía a la digestión y refuerza los riñones y seca la humedad.

Por lo tanto, es adecuado cuando estamos con sensación de estancamiento y de hinchazón. Alcaliniza ligeramente, por lo que va bien para combatir el cansancio y para obtener fortaleza mental; de ahí que sea indicado para los niños en épocas de mucho estudio.

El mijo no es recomendable cuando tenemos síntomas de calor interno, sofocos o picores, o cuando no podemos dormir o tenemos ansiedad. Tampoco para las personas muy delgadas y secas, pues tiende a reducir las grasas y los líquidos.

Igual que la quinoa o el arroz, el mijo es ideal para preparar en forma de crema y tomarlo como desayuno, pues nos despeja la mente y nos da fuerzas para afrontar el día. Para cocinar el mijo como crema hay que ponerle más agua y darle más tiempo de cocción.

El mijo también ayuda a adelgazar, pero si no tenemos exceso de peso ni exceso de humedad nos puede producir efectos de calor en el estómago o de sequedad no deseados.

El trigo sarraceno
Es el más caliente de los cereales. Es muy muy energizante, por eso es mejor tomarlo en invierno. Si hace frío y estamos cansadas es bueno tomarlo dos o tres veces por semana. Ayuda mucho con el cansancio de fondo porque tonifica la zona de los riñones.

De hecho, el trigo sarraceno y el mijo tienen un efecto interesante sobre la libido, pues calientan la zona lumbar, de la que depende la libido; por eso son cereales recomendables para cuando tenemos un tono sexual bajo.

Se cocina rápido y tiene un sabor muy particular.

TRUCO
Es especialmente rico con manzanas o alcachofas. También se utiliza para preparar un tipo de pasta japonesa llamada soba, que es muy tonificante y alivia el cansancio de forma rápida. Los japoneses la cocinan como si fueran espaguetis y le añaden en los últimos tres minutos de cocción un poco de alga wakame en trozos pequeños (un centímetro por persona; te recuerdo que cuando se hidrata multiplica al menos por tres su tamaño). La toman con el caldo (wakame soba) o colada, y suelen añadirle una salsa o simplemente aceite de sésamo.

Con la harina de trigo sarraceno, mezclada con un poco de agua o leche de arroz, podemos elaborar creps riquísimas. Si las tostamos a fuego bajo, quedan crujientes y son especialmente deliciosas, además de muy nutritivas. Podemos añadirles mermeladas, melazas o un plátano troceado, por ejemplo.

El trigo

Es un cereal rico en proteínas, por lo cual es bueno para reforzar la estructura muscular. Es también muy bueno para el hígado, pues tiene una naturaleza termal fresca (el arroz y la quinoa son neutros, el mijo es caliente y el trigo sarraceno más caliente todavía).

- Cuando tenemos sensación de insomnio, palpitaciones, irritabilidad o trastornos relacionados con la menopausia y la inestabilidad emocional nos irá bien comer trigo.

El trigo en grano es bastante indigesto y necesita mucho tiempo de cocción, así que es recomendable tomarlo en forma de pasta, de cuscús o de bulgur.

- La pasta, en cambio, es un alimento «amable», ya que nos da sensación de saciedad y de bienestar, especialmente cuando estamos un poco irritables o ansiosas, ya que refresca y nutre el hígado.

Hay distintos tipos de trigo. Dos que encontramos a menudo son la **espelta** y el **kamut**. La espelta es un trigo de origen nórdico muy digestivo, algo más secante que el trigo normal. Puede ser muy beneficioso consumirla a diario cuando sufrimos un estancamiento emocional, especialmente una irritabilidad contenida. Algunas personas son alérgicas al trigo normal y no a la espelta; por lo tanto, puede ser una buena alternativa.

El kamut es un trigo antiguo, no hibridado y por ello mucho menos alergénico que el trigo normal. Podemos tomarlo en forma de pasta o de pan (tanto el de espelta como el de kamut son muy sabrosos). Lo importante de los panes, en cualquier caso, es que estén elaborados con levadura madre, que es la forma originaria de hacer pan, y que lo hace mucho más digestivo.

También hay pasta de espelta y de kamut, igual que de trigo «normal». Las podemos utilizar según nuestras necesidades o apetencias, y podemos acompañarlas de las salsas que te recomiendo en el capítulo de menús y recetas de esta fase.

> Ten en cuenta, eso sí, que la pasta no va bien para adelgazar.

La avena

Es un cereal magnífico, muy nutritivo y rico en ácidos esenciales y aminoácidos, que tonifica la energía y la sustancia, y nos ayuda a restituir el sistema nervioso. Debería tomarse por lo menos una vez a la semana. Si tienes gases o diarrea a menudo, o se te hincha la barriga, mejor que no tomes avena de forma regular, o que la consumas combinada con el mijo, que refuerza la función digestiva.

> La avena embellece a la mujer porque regenera la sustancia y los tejidos, y hace que la piel esté bonita. Es un cereal que seda, que calma, por lo que va bien cuando tenemos picores o inquietud. La forma ideal de cocinarla es en copos.
>
> **TRUCO**
> A mí me gusta especialmente en copos finos, que se cocinan muy rápidamente y permiten hacer una crema muy agradable que es perfecta para desayunar.

> **TRUCO**
> Si tenemos un problema de obesidad, de retención de líquidos, de humedad, de mala digestión o de falta de energía digestiva podemos combinarla con mijo al 50 %.

Con la avena se hace bebida, ideal para combinar con cereales tostados en forma de mueslis y con frutos y frutas secos. También se usa para preparar postres diversos y para tomar con el café con cereales.

El maíz

A diferencia de la avena y el trigo, el maíz es un cereal apto si tenemos problemas con el gluten. Va muy bien en verano, porque es de naturaleza fresca. Lo más habitual es tomarlo en grano, pues ya lo encontramos preparado. El maíz dulce en grano combina bien con ensaladas de cereales (arroz, quinoa, trigo en pasta, etc.), legumbres, verduras picadas o en ensaladas de crudos.

> **TRUCO**
> También en panochas, que pueden hacerse al horno o, si ya están hervidas, a la plancha, y que quedan deliciosas untadas luego con un poco de pasta de ciruela umeboshi, pues el sabor dulce del maíz con el sabor ácido y salado de la umeboshi contrasta de manera deliciosa.

También podemos tomarlo en forma de sémola de maíz, o sea, de polenta.

> **TRUCO**
> La polenta se puede dejar hecha para un par de días y se toma a temperatura ambiente como un pastel o se calienta a la plancha (cortas un trozo de la polenta ya hecha y la calientas a la plancha). Se puede combinar con verduras o simplemente ponerle un poco de salsa de tomate por encima. Es ideal para acompañar proteínas como el pescado o el tofu, pero siempre en verano, ya que tiene un efecto más bien refrescante.

También lo tenemos en forma de palomitas. Ahora bien, las que venden en los cines suelen ser de maíz transgénico, y recuerda que es preferible, aunque sea por precaución, no comer alimentos modificados genéticamente.

El centeno

Es un cereal hiperdepurativo y secante, por lo que es muy indicado para adelgazar. Favorece también el crecimiento de uñas, pelo y huesos, y limpia las arterias. No se suele tomar en grano porque es muy duro, sino en forma de harina o en pan.

> También lo encontramos en copos, con los que se puede hacer una crema que resulta muy aconsejable para depurar y perder peso.

La cebada

Al igual que el centeno, la cebada es muy depurativa y refrescante y muy buena para el hígado; además, fortalece la digestión y los intestinos.

> También nos ayuda cuando queremos perder ese exceso de grasas que se suele acumular en la zona de las nalgas, los glúteos y las «cartucheras».

La podemos tomar en forma de grano o en copos. En forma de grano necesita remojo y una buena cocción, como la mayoría de cereales integrales, y puede mezclarse con arroz. También se puede tostar un poco de cebada en una sartén sin aceite y luego hacerla hervir unos minutos.

> **TRUCO**
> Esta infusión es muy buena para el sistema digestivo y también es depurativa.

El amaranto

Es un cereal de grano pequeño de procedencia azteca, muy rico en aminoácidos, vitamina C, fibra, proteínas y calcio (¡tiene el doble de calcio que la leche!). Por lo tanto, es estupendo para tonificar la sustancia y la energía. También proporciona resistencia física (al parecer los guerreros aztecas lo tomaban en abundancia), por lo que te irá bien si haces mucho deporte.

> Es muy bueno para las mujeres embarazadas y las que dan el pecho, y también para los niños.

La manera de tomar el amaranto es mezclarlo con arroz, mitad y mitad, y prepararlo como si cocináramos arroz integral. Hay galletas, panes y bizcochos hechos con amaranto. Es de naturaleza fresca, por lo cual va mejor en verano.

TRUCO
Si le añadimos amaranto al arroz, además de hacerlo más proteico nos fortalecerá y refrescará.

TEN SIEMPRE CEREALES COCINADOS

Podemos tener siempre preparados arroz integral y quinoa, de manera que sólo haya que calentarlos. El arroz irá bien a mediodía, para acompañar o como plato principal de nuestra comida, y la quinoa en la cena, ya que es muy digestiva. Por ejemplo, si tomas una sopa puedes echarle un puñado, o si haces un estofado de seitán o un pescado puedes acompañarlo con quinoa. Por lo tanto, es interesante tener estos dos cereales preparados.

El resto de los cereales podemos prepararlos en el momento, pero si sobran y los guardamos bien nos pueden aguantar dos o tres días (hay que dejar que se enfríen y guardarlos en un recipiente de cristal y bien tapados).

Recuerda que siempre es mejor cocinar el cereal con un pedacito de alga kombu y comértela luego. El alga ya le da al plato algo de minerales, pero puedes añadirle un poco de sal marina o un trocito de ciruela umeboshi, que también tiene minerales y es superdigestiva.

CREMAS DE CEREALES

Son el desayuno ideal, nos nutren, nos dan energía, activan el metabolismo, son muy digestivas, nos hidratan y lubrican.

En todas las cremas siempre tenemos la versión dulce, que podemos cocinar con pasas o con verduras dulces (calabaza, zanahoria), o la versión salada (con cebolla, con coliflor). La salada siempre es un poco más tónica de la digestión, y la dulce, más armonizadora e hidratante. Podemos condimentarlas para darle contraste al plato, en este caso poniéndole por encima algo crujiente, como semillas tostadas de sésamo, de calabaza, de girasol o de cáñamo, o frutos secos, como almendras o nueces tostadas. También quedan muy bien las frutas secas, por ejemplo fresas, frambuesas o arándanos, pues les dan a las cremas de cereales un suave toque dulce y ácido, así como un toque de color y de aroma. En las versiones saladas podemos condimentar con gomasio o con semillas de sésamo, y luego con perejil fresco picado para polarizar el plato con algo fresco, pues la crema es muy cocinada.

La soja y sus derivados

Cuando en la fase 1 renovamos la despensa e incorporamos nuevos alimentos, te apunté tímidamente que compraras unos bloques de tofu y tempeh, pero no te hablé de ellos para no darte de golpe demasiada información. Tal vez ya los conozcas, pero por si acaso te explicaré que se trata de dos derivados de la soja que nos van a facilitar a partir de ahora buena parte de la proteína que necesita nuestro cuerpo.

La soja es una legumbre que contiene todos los aminoácidos esenciales y aporta grandes cantidades de proteína. Con ella se elaboran distintos tipos de productos, entre ellos el **tofu**, un alimento que proviene de Oriente, donde se come a diario en muchos países. Se suele presentar en forma de taco blanco con apariencia de queso fresco, de ahí que muchas veces se le llame «queso de soja». Es muy depurativo y se asimila completamente, y confiere frescura a los órganos y los tejidos.

No hay que comerse el tofu crudo, ya que es muy indigesto (es de naturaleza termal muy fría y ralentiza la digestión). Lo podemos cocinar a la plancha en forma de filetes y añadirle un poquito de sal y aceite de sésamo o de oliva. También se puede macerar previamente con una mezcla hecha con shoyu, un poquito de aceite y unas gotas de jengibre. Se deja macerar por ambas caras durante un par de horas en la nevera y luego se cocina a la plancha. Igualmente, podemos macerarlo en salsa teriyaki y luego seguir el mismo proceso.

Una vez abierto un paquete de tofu, debemos conservarlo en la nevera cubierto de agua y tapado. De esta forma, nos puede durar de dos a tres días. Lo mismo sirve para el tempeh. Con respecto a este último, os aconsejo hervirlo siempre antes de prepararlo de cualquier manera (a la plancha, estofado, etc.), ya que resulta más digestivo.

El tofu aporta proteínas de muy buena calidad. Se consume en Oriente desde hace cientos de años y debidamente cocinado es un alimento saludable. Eso sí, siempre que sea de origen orgánico y se consuma en las proporciones adecuadas (no más de dos veces por semana). Contiene aproximadamente un 14% de proteínas con todos los aminoácidos necesarios, por lo que es un excelente alimento para usar en combinaciones de proteínas (las proteínas de la soja y las de los cereales se complementan bien entre sí).

Sólo contiene un 2% de ácidos grasos saturados y no contiene colesterol. Por el contrario, es rico en grasas poliinsaturadas, especialmente ácido linoleico, un ácido graso esencial que no puede ser sintetizado por el organismo y por lo tanto debe obtenerse directamente de fuentes alimentarias, entre ellas los productos derivados de la soja. Por otro lado, es rico en calcio y bajo en sodio, y una buena fuente de otros minerales, como hierro, fósforo, magnesio y potasio. Es recomendable combinar algas con tofu; un plato que tradicionalmente se elabora para potenciar y compensar el efecto de ambos alimentos en el organismo.

El otro derivado de la soja del que te hablaba es el **tempeh**, originario de Tailandia. Se prepara con el grano de la soja fermentada. También es altamente proteico, depurativo y de fácil digestión. Se puede cocinar de diferentes formas, como te mostraré al final de esta fase, en el apartado de recetas.

También tenemos el **nato**, que procede de la fermentación de la soja y tiene un sabor fuerte, similar en intensidad al del queso roquefort. Su ingesta aporta fitoestrógenos (compuestos químicos que se encuentran en los vegetales; los más conocidos son las isoflavonas, similares a los estrógenos humanos. Los principales beneficios, según muestran muchos estudios médicos, son la regulación del colesterol y el mantenimiento de la densidad ósea en la menopausia). Además, ayuda a reponer fluidos, por lo que es beneficioso para los síntomas de sequedad.

Sólo se suele encontrar en las tiendas de comida japonesa, al menos por ahora. Se prepara condimentado con cebollín crudo picado, un poco de wasabi y un toque de shoyu.

Existen igualmente varios condimentos elaborados a base de soja, como la salsa de soja, que puede ser **shoyu** o **tamari** (la primera es más suave y la segunda más concentrada). No hay que abusar de ella, pues se trata de un condimento salado y, por lo tanto, contractivo. Por eso, es mejor no dejar un recipiente con soja encima de la mesa, como se suele hacer con las vinagreras, sino utilizarla únicamente para cocinar, por ejemplo para dar un toque sabroso a unas verduras salteadas en el wok o para preparar una vinagreta a base de aceite de sésamo, unas gotas de tamari o shoyu y un poco de limón o vinagre de arroz.

Otro condimento derivado de la fermentación de la soja es el **miso**, del que pueden encontrarse diferentes tipos y preparaciones: miso de arroz, miso de cebada, etc. Es un alimento muy interesante, ya que contribuye a regular la flora intestinal y aporta minerales, además de tonificar los riñones. Todo ello ayuda a mejorar los estados de cansancio. Se puede tomar a diario, especialmente en invierno, mezclado con un caldo de verduras. Le añadimos una cucharadita por taza (al final, para que no hierva) y le damos un toque fresco con un poco de cebollino o perejil picados. De la sopa de miso te hablaré más adelante, en la tercera fase, pues es un plato interesantísimo.

A la hora de la compra, hay que asegurarse de que el tofu o el tempeh sean de origen ecológico, pues hay mucha soja transgénica. En los restaurantes orientales, si no estás segura de que el tofu está hecho con soja no manipulada genéticamente es mejor no pedirlo.

ACLARACIÓN SOBRE LA SOJA

Los alimentos que proceden de la fermentación de la soja, como el tempeh, el nato, el miso, el tamari o el shoyu, son los que tradicionalmente se han consumido en Oriente y aportan nutrientes muy beneficiosos para la salud. El resto de productos derivados de la soja (leche, helados, yogures, polvos, leches para bebés...) es mejor consumirlos con prudencia, ya que no son alimentos tradicionales sino derivados del interés por comercializar y dar salida a una gran producción de soja a nivel mundial, y están creando muchas controversias. Además, mayoritariamente provienen de cultivos transgénicos (¡y ya hemos visto que es mejor evitarlos!).

Considero sensato consumir los productos tradicionales elaborados con la soja fermentada y el tofu, y ser prudente con el consumo de estos más modernos que están generando la polémica.

Si te interesa profundizar en este tema, puedes leer, entre otras publicaciones, el libro *Los alimentos contra el cáncer*, del Dr. Richard Beliveau (RBA), que tiene un capítulo bien fundamentado dedicado a los efectos de la soja sobre la salud (www.sienteteradiante.com/tienda/libros/alimentacion/los-alimentos-contra-el-cancer).

Alimentos que hay que evitar: los lácteos

En la línea de suprimir todas las proteínas de origen animal, te propongo que en esta segunda fase reduzcas al máximo el consumo en tu dieta de productos lácteos. Por supuesto, te propondré alternativas, como vengo haciendo a lo largo del libro cuando te indico que debes evitar algún alimento, pues no se trata tanto de suprimir como de sustituir.

Cuando nos apetecen mucho los lácteos puede ser porque tenemos una necesidad orgánica de grasas y proteínas. De hecho, las leches animales son una emulsión de grasas y proteínas y, por lo tanto, son nutritivas, pero tienen una serie de inconvenientes que las hacen poco recomendables. Muchos estudios médicos dicen que producen mucosidad y contribuyen a que aparezcan enfermedades respiratorias, como la bronquitis, la sinusitis, el asma, etc. Además, si las combinamos a menudo con el azúcar y las carnes, podemos acabar teniendo problemas de tipo reumático y arteriosclerótico.

La necesidad de consumir lácteos también se asocia a la necesidad de afecto. Es decir, se busca en el plano físico lo que no se encuentra en el plano emocional. Cuando nos apetecen mucho los yogures, los quesos blandos o las pizzas con doble de queso, por ejemplo, inconscientemente tratamos de subsanar una carencia afectiva. El problema es que cuanta más grasa ingerimos, más bloqueamos el flujo de la energía en el cuerpo y más se estanca la energía en el hígado, que es el dosificador de las emociones. Si la energía se estanca, cada vez tenemos menos probabilidades de atraer el afecto que tanto necesitamos, pues nos volvemos menos atractivos, lo que acaba convirtiéndose en un círculo vicioso. Lo cierto es que no podemos cubrir realmente una necesidad emocional con un recurso físico, pues los sentimientos están en un plano más elevado.

Cuando buscamos los lácteos más blandos, en realidad estamos buscando un afecto más tierno y pasivo, mientras que si nos apetecen mucho, por ejemplo, los quesos curados, lo que buscamos es un afecto más intenso y activo. No te tomes esto al pie de la letra, pero puede ser que si te apetece más un parmesano que un queso de Burgos, es muy posible que el cuerpo te esté pidiendo una aventura amorosa intensa y apasionada, y si es al revés, es probable que sólo quieras unos abrazos y unos mimos, como en esa imagen tan típica de las películas en que la protagonista, después de sufrir un desengaño amoroso, abre la nevera, saca un tarro enorme de helado y se lo come de una sentada (y a veces lo hace mientras ve una película romántica en la tele).

Otro inconveniente de la leche y sus derivados, si no son de buena calidad, es que las vacas muchas veces reciben tratamientos con fármacos, y son alimentadas con piensos elaborados con granos o harinas transgénicos. Además, se les proporciona hormona del crecimiento, que algunos investigadores relacionan con el riesgo de desarrollar un cáncer, pues estas hormonas estimulan el crecimiento de los tejidos.

La leche de vaca ha sido diseñada por la naturaleza para ayudar al crecimiento de un ternero, no de un bebé humano, de ahí que no me parezca aconsejable tampoco para los niños. Hay ciertos aminoácidos en la leche de vaca que el cuerpo humano no metaboliza bien, lo que puede provocar intolerancias, problemas digestivos, etc. (al final del libro, encontrarás títulos de libros y páginas webs, en las que se publican artículos médicos y otras referencias por si quieres profundizar en este tema).

Ahora bien, ¿qué pasa con el calcio?
¿De dónde obtendremos el **calcio** que necesitamos, especialmente cuando llega la menopausia y aparece el fantasma de la osteoporosis? No te preocupes, no hay problema. Si sigues la dieta que te propongo en esta obra —a base de cereales integrales, legumbres, verduras (en particular la col, el brócoli y la coliflor), pescado, semillas (especialmente de sésamo) y algas—, tendrás todo el calcio necesario y todos los elementos fundamentales para su absorción.

Y todavía será mejor si logras evitar, como te propongo, una serie de alimentos que nos acidifican y consumen nuestras reservas de calcio, como son los azúcares simples, el alcohol, las grasas, los fritos y los alimentos ricos en fósforo, como las carnes rojas y los embutidos. Es decir, comerás alimentos que te aportan calcio y dejarás de lado aquellos que drenan el calcio de los huesos.

Además de esto, conviene tomar alimentos ricos en **magnesio**, pues este mineral es necesario para la síntesis del calcio. El magnesio también es imprescindible para la síntesis del colágeno, que es la proteína más abundante en nuestros tejidos. Dicho de forma sencilla: el magnesio de los alimentos nos ayuda a tener unas articulaciones, una piel, un cabello y unas uñas saludables. Y no sólo eso, sino que contribuye a proporcionarnos tranquilidad, pues tiene propiedades relajantes.

Algunos alimentos ricos en calcio y magnesio son, por ejemplo, las algas (wakame, kombu, hiziki, nori, etc.), las semillas de sésamo, la soja, los cereales integrales, especialmente la quinoa y el amaranto, los frutos secos (almendras, avellanas, nueces) y algunas verduras como la col.

Alimentos ricos en magnesio

- Alga wakame
- Alga kombu
- Alga kelp
- Alga hiziki
- Alga arame
- Alga espirulina
- Algas en general
- Legumbres
- Soja y sus derivados
- Arroz integral
- Cebada

- Maíz
- Trigo (particularmente trigo sarraceno)
- Mijo
- Amaranto
- Almendras
- Anacardos
- Semillas de sésamo
- Alimentos ricos en clorofila (hojas y hortalizas verdes)

Alimentos ricos en calcio (calcio en mg/100 g)

Hiziki	1400	Berro	120
Wakame	1300	Leche	119
Kelp	1099	Semillas de girasol	116
Semillas de sésamo	975	Acelgas	110
Arame	830	Col china	106
Queso seco cheddar	810	Escarola	104
Kombu	800	Tofu	100
Sardinas	443	Espinacas	99
Agar-agar	400	Nueces	99
Nori	390	Tempeh	93
Soja	277	Gamba	92
Almendras	266	Sargo	89
Amaranto	222	Mejillón	88
Nato	217	Ostra	82
Levadura de cerveza	210	Miso	80
Avellanas	209	Lenteja	79
Hojas de nabo	190	Salmón	79
Nueces del Brasil	186	Queso fresco	70
Col crespa	179	Azuki	75
Frijol	150	Avena	54
Quinoa	141	Huevos	49
Perejil	138	Brócoli	48
Judías negras	135	Arroz integral	33
Pistachos	135	Leche materna	31
Judías pintas	135	Pescado azul	23
Col rizada	135	Bacalao	13
Col	134	Pollo	11
Nuez	134	Carne picada	10
Espirulina	131	Solomillo de vacuno	2
Yogur	121		

Factores inhibidores de la acción del calcio

- Azúcar, o demasiada cantidad de cualquier otro endulzante artificial o concentrado (sacarina, fructosa, miel...), y la ingestión excesiva de productos de sabor dulce.
- Exceso de proteína animal: lácteos, huevos, carne.
- Alcohol, café, refrescos, diuréticos.
- Marihuana, cigarrillos y otros tóxicos.
- Sal o vinagre en exceso.
- Solanáceas como el tomate, la patata, el pimiento y la berenjena.
- Poco ejercicio o demasiado ejercicio (especialmente en el caso de la mujer).
- Harinas integrales y alimentos ricos en salvado (por ejemplo, papillas de seguimiento infantiles).
- Todo alimento acidificante (chocolate, fritos, etc.).

Bebidas que hay que evitar: el café

Sé que a muchas de vosotras os puede resultar insoportable la idea de dejar el café. Lo entiendo perfectamente. De hecho, quiero aprovechar para insistirte en una cosa: no me gustan los fundamentalismos. Quiero decir que si quieres aplicar sólo algunos de los consejos que te propongo, no te preocupes. Los resultados no serán exactamente los mismos que los que explico si sigues todas mis sugerencias, pero es importante que, una vez que entiendes los efectos que sobre tu organismo puede producir cada hábito y cada alimento, te sientas con la libertad de escoger con qué te quedas y con qué no. Sobre todo quiero que entiendas que si decides no dejar de tomar café, por ejemplo, eso no invalida el resto del método que te propongo, simplemente le resta algo de eficacia.

Vamos, pues, con el café.

El **café** es estimulante, pero no aporta mucho nutritivamente hablando. Por otra parte, desgasta el sistema nervioso, seca los tejidos y provoca arrugas, por lo que no contribuye a que nos sintamos radiantes, más bien al contrario.

El café gusta por varios motivos:

· Primero, porque despeja la mente y la activa.

- Segundo, porque es un estimulante de la digestión.
- Muchas mujeres lo utilizan como laxante: se toman un café en ayunas y eso les hace ir al lavabo.

Vamos a intentar conseguir todos estos efectos sin necesidad de tomar café.

Aparentemente, es una bebida que nos llena de energía, nos da un empujón, pero a costa de sacar esa energía de órganos vitales tan importantes como el riñón y el corazón. El café consume esencia prenatal, esa sustancia vital tan importante y tan preciada para nuestra salud, nuestra vitalidad y nuestra longevidad.

> Es importante que sepas que cada vez que te tomas un café estás en la línea del envejecimiento prematuro.

Si a esto añadimos que al parecer el café aumenta el riesgo de sufrir infartos de miocardio y enfermedades como cáncer de páncreas, de mama o de vejiga, especialmente en mujeres cuya alimentación es rica en carnes y grasas, parecería que no nos tiene que interesar demasiado. Además, el ácido del café afecta a las vellosidades del intestino dificultando la absorción del calcio y otros minerales, con lo cual es todavía menos recomendable cuando nos acercamos a la menopausia.

¿Cómo podemos dejar de tomar café? ¿Con qué otras bebidas podemos sustituirlo?

Si somos muy cafeteras podemos empezar con té fuerte en teína: un buen **té verde**, un buen **té negro** o un buen **té in-**

glés. Hay diversos **tés ecológicos** muy ricos y aromáticos que nos ayudan a despejarnos. Poco a poco podemos intentar tomar tés con menos teína y más suaves. Te aconsejo dos tés de tres años que están en la lista del apartado «Renovar la despensa»: el **té kukicha**, el **té bancha** y el **té mu**.

También podemos utilizar el **café de cereales**. Se trata de un compuesto de cereales molidos, como la cebada y otros. Es muy interesante, puesto que alcaliniza, aparte de que tiene un sabor muy rico, con lo cual nos ayuda a mantener el nivel de minerales y a reponernos del cansancio. Además, no nos exalta, lo que equivale a decir que no nos pone de punta el sistema nervioso.

Es importante, eso sí, que no dejes el café de golpe, sobre todo si estás acostumbrada a tomar varios al día.

Si lo hicieras, podrías tener problemas de estreñimiento y dolores de cabeza.

TRUCO
Puedes empezar durante esta primera fase dejando el café de la mañana o el de después de comer, el que te resulte más fácil, y durante los fines de semana empezar a sustituirlo por el café de cereales.

En la medida de lo posible, procura que el café que tomes sea ecológico, es decir, que para su cultivo no se hayan utilizado herbicidas y pesticidas. Y es mejor que no sea descafeinado, pues para descafeinarlo utilizan productos químicos derivados del petróleo que son tóxicos.

> **ESTREÑIMIENTO**
>
> Con respecto al estreñimiento, te diré que si aplicas los cambios nutricionales que te propongo en el libro, va a mejorar radicalmente. Si en una primera etapa tienes dificultades, puedes echar mano de las **semillas de lino**: pon una cucharada sopera en remojo durante dos o tres horas y tómala antes de acostarte. Puedes condimentar el preparado con un poco de shoyu para que sea más digestivo. De todos modos, piensa que con los cambios que te sugiero (comer cereales integrales y verduras, que tienen mucha fibra, hidratarse suficientemente, etc.) en tres o cuatro meses el estreñimiento tiene que desaparecer, y además, lo hará para siempre. No dejarás de tener estreñimiento por tomar una medicación, sino porque tu intestino volverá a funcionar bien gracias a los alimentos que te ayudarán a que el transito intestinal sea el adecuado. Le darás tono al intestino, capacidad para evacuar sin necesidad de recurrir a los agentes externos que lo estimulen.

Chocolate negro con el café

Muchas veces, cuando nos tomamos un café, nos apetece la pastillita de chocolate. El chocolate es un alimento que buscamos cuando pasamos por situaciones de mucha tensión, cuando estamos muy contraídas por dentro y tenemos emociones reprimidas, ansiedad y estrés. Entonces acudimos al chocolate para que nos ayude a relajarnos. También nos apetece mucho cuando hemos comido alimentos muy contractivos, como los huevos, la carne, los quesos curados, alimentos muy horneados, muy crujientes y muy secos, y cuando hemos ingerido comidas con mucha sal.

El chocolate es rico en magnesio, y es un alimento expansivo que ayuda a relajarse; pero la mayoría de las veces viene acompañado de azúcar y de leche, dos productos que no nos interesan. Por eso, si queremos comer chocolate debemos procurar que sea negro amargo o que esté endulzado con estevia o melaza de cereales, y que sea de origen ecológico para evitar los pesticidas y herbicidas que utilizan en su cultivo. De todos modos, no es bueno tomarlo muy a menudo, pues puede producirnos falta de tono y de concentración, dispersión mental y tendencia a la depresión. Además, es un alimento que carga mucho el hígado y es acidificante, lo cual produce cansancio.

TRUCO

Si un día nos apetece un chocolate a la taza, podemos comprar chocolate negro biológico y disolverlo primero en un poquito de agua y luego añadirle leche de avena y endulzarlo con melaza de avena o de arroz al gusto. Si le añadimos una pizca de sal y una cucharada sopera de kuzú por tableta (más adelante te hablaré de esta planta), espesará mejor y será más digestivo. El kuzú ha de disolverse en un poco de agua fría antes de añadirlo a la cocción del chocolate. Se agrega hacia el final del proceso, y tiene que hervir como mínimo tres minutos.

Con todo esto conseguiremos un chocolate a la taza mucho más saludable que el comercial. Puedes tomarlo de vez en cuando, aunque es mejor que después de hacerlo no te pongas a organizar maletas o armarios ni a programar reuniones ni a hacer la lista de la compra, porque el chocolate no favorece la concentración. Nos ayudará a estar más relajadas y de mejor humor, pero es posible que luego no nos apetezca estar muy activas.

> Con respecto a la libido, si nos tomamos esta taza de chocolate probablemente estaremos más descontraídas, más relajadas, pero no nos va a dar tono y energía en los riñones para aumentar el deseo sexual. Es un alimento que no tonifica la energía de los riñones, que es el órgano del que básicamente depende la energía sexual, pero desinhibe y ayuda a relajar las tensiones.

Cómo combinar los alimentos

En esta fase ya puedes empezar a afinar las **proporciones** de los diferentes alimentos. No te daré cantidades porque las necesidades de cada mujer son diferentes, según su condición y su constitución, pero sí te hablaré de la proporción en la que debes combinar los alimentos a lo largo de un día para comer de forma saludable y sentirte vital. Como ves, todo esto responde al título de la segunda fase, pues con lo que estás aprendiendo y tu sentido común ya puedes empezar a sentirte totalmente «dueña de ti misma».

La medicina oriental habla de respetar una proporción de uno a siete entre los minerales, las proteínas, los hidratos de carbono, el agua y el aire. Es decir, si consumimos una parte de minerales, lo ideal sería ingerir siete de proteínas, cuarenta y nueve de hidratos de carbono y así sucesivamente con el agua y con el aire. Esto es poco práctico, pues no podemos ir midiendo cada cosa que ingerimos, y menos aún el aire que respiramos. Pero es conveniente saber que si respetamos las proporciones adecuadas conseguiremos una alimentación mucho más equilibrada, y que de lo contrario tendremos que ir forzando el organismo para conseguir este equilibrio.

Lo ideal sería que te movieras en las siguientes proporciones:

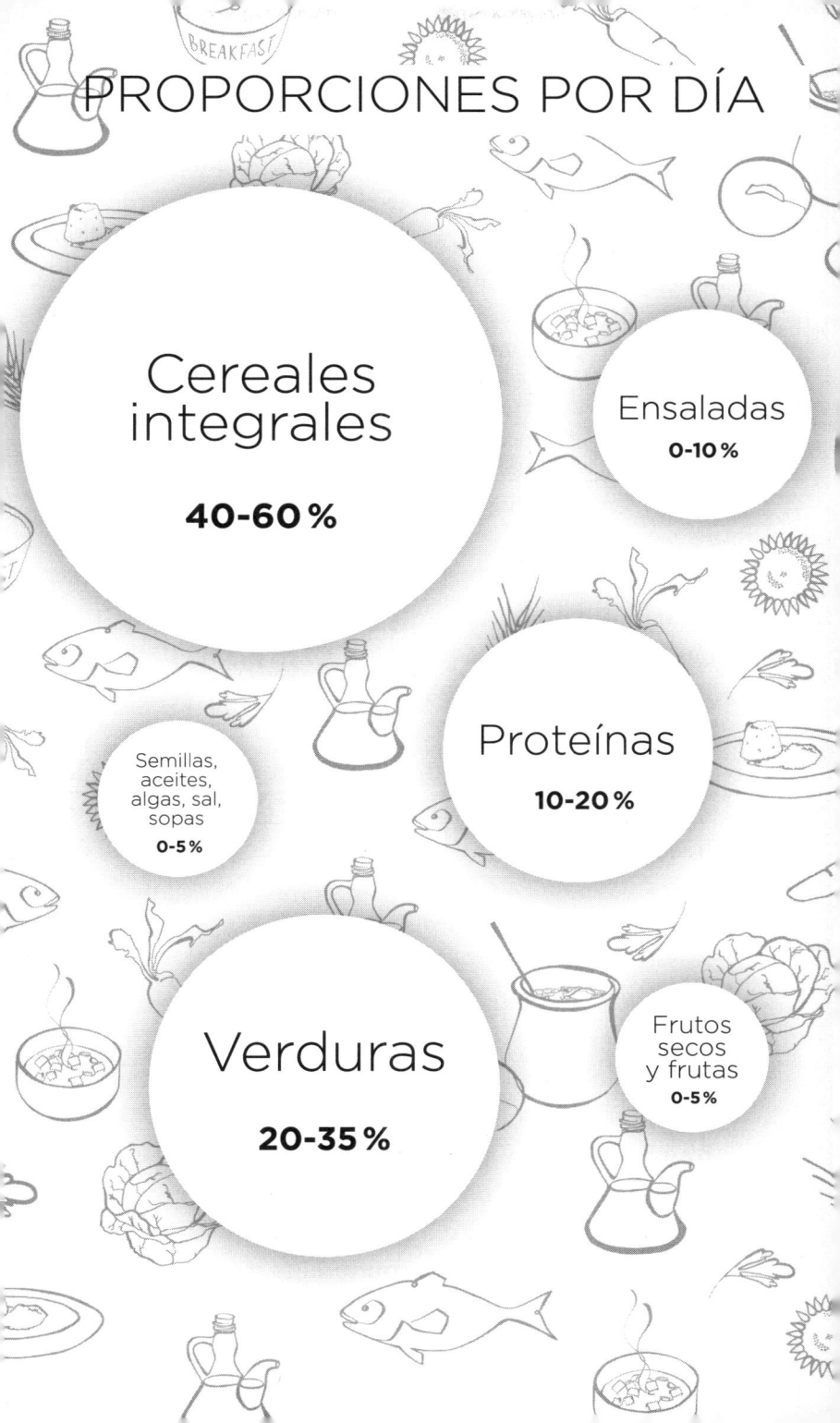

No es que tengas que comer con una calculadora al lado, pero sí es bueno que sepas dar a tu cuerpo y a tu mente suficientes vitaminas, minerales, ácidos grasos esenciales, proteínas, grasas, hidratos de carbono, antioxidantes, etc. Si lo haces de una forma equilibrada y consciente, sin necesidad de exagerar, el cuerpo se encargará del resto. Entonces no tendrás que preocuparte mucho por los pequeños desequilibrios: tu cuerpo sabrá cómo solventarlos porque le estás dando los recursos para hacerlo.

Conociendo lo que ya sabes sobre los alimentos extremos y los centrados, sobre las proporciones de los alimentos, sobre los que acidifican y los que alcalinizan, y sobre los principales alimentos que hay que evitar o sustituir, puedes seguir tu criterio para escoger tu menú diario o semanal y disfrutar de un estado óptimo.

- Para desayunar, si no dispones de mucho tiempo, podrías tomar unos cereales tostados o un muesli de los que se venden ya preparados (sin azúcar ni miel ni endulzantes), hidratado con una bebida vegetal (leche de avena o de arroz, por ejemplo). Puedes acompañarlo con un té o un café de cereales.
  Ésta sería la opción rápida, pero lo ideal sería una crema de cereales —por ejemplo, una de copos finos de avena o de quinoa o de mijo—, la cual puede condimentarse con semillas tostadas, frutos secos, fresas o frambuesas deshidratadas, etc. También puedes tomar cereales en forma de pan integral, preferiblemente elaborado con levadura madre, y prepararlo de la siguiente manera: untas el pan con tomate y añades aceite y

sal, o algún paté vegetal. En todos los casos puedes acompañar el cereal con un té de tres años, un té mu si necesitamos energizarnos, un té verde o un té negro si lo que quieres es despejarte.

- A mediodía, el plato base es el arroz integral, que puedes comer con legumbres (en una proporción de dos a uno) y verdura, todo ello condimentado con aceite de primera presión en frío, salsa de soja, vinagre de arroz, limón o cualquiera de las salsas que también te explico en el apartado de recetas. Antes de este superplato puedes tomar una pequeña sopa de verduras con un poco de miso, que nos aporta minerales y enzimas digestivas.

- Luego, por la noche, puedes tomar como entrante una sopa o crema de verduras y a continuación proteína en forma de pescado o de tofu, tempeh o seitán. Con respecto al **pescado**, su descomposición en el intestino es menos tóxica que la de la carne. No obstante, siempre es conveniente acompañarlo de alguna verdura de color verde, como la espinaca, la acelga, la judía verde o la lechuga. Si el pescado es un poco graso, también es bueno tomarlo con un poco de limón exprimido, pues nos ayudará a digerir esa grasa.

Como ya habrás imaginado, es preferible que el pescado no sea de piscifactoría, pues no sabemos con qué pienso lo han alimentado. De hecho, si te fijas, notarás que muchos pescados de piscifactoría tienen un sabor similar al del pollo, lo cual se debe justamente a eso, a que los alimentan con piensos. Por otra parte, también es cierto que los mares están cada vez más contaminados por metales pesados, por lo que es difícil consumir pescado en condiciones óptimas. En cuanto al **marisco**, es un alimento interesante y de alto contenido proteico. Además, tonifica la energía del riñón, que para las mujeres es muy importante, pues combate ese cansancio de fondo que a veces tenemos después de un esfuerzo sostenido en el tiempo.

En el apartado de «Menús y recetas» de esta fase he desarrollado un menú para que veas de qué forma combinar los diferentes alimentos a lo largo de una semana para cubrir todas tus necesidades nutritivas. Experiméntalo durante unas cuantas semanas, introduciendo las pequeñas variantes que se te ocurran, y verás cómo aumentan tu bienestar y tu estabilidad. Por supuesto, puedes estar sometida a estímulos externos que te desequilibren (pérdidas, conflictos sentimentales, dificultades laborales, etc.), pero te afectarán menos, pues tendrás mayor claridad mental y mejor resistencia a los vaivenes emocionales.

VARIEDAD Y DIVERSIÓN EN LA COCINA: TU RINCÓN DEL *GOURMET*

En esta segunda fase te propongo que enriquezcas tu despensa, pues comer sano no está reñido con la diversión y la variedad. Vamos a crearnos un pequeño «rincón del *gourmet*» para añadirles *glamour* a nuestros platos. En él podemos incluir, por ejemplo, diferentes aceites y vinagres:

ACEITES
Existe todo un mundo de aceites más allá del de oliva o de girasol; por ejemplo, hay de lino, sésamo, nueces, cáñamo, semillas de calabaza, coco, palma, etc. Es importante que sepas que estos aceites se rancian rápido, por lo que es mejor comprar siempre botellas de tamaño pequeño, guardarlas en la nevera una vez abiertas y protegerlas siempre de la luz (aunque las botellas suelen ser oscuras).

VINAGRES
Lo mismo pasa con los vinagres: además del vinagre de vino blanco o el de Jerez, está el de Módena, el de manzana, el de arroz, el de umeboshi, etc. Este último es un vinagre ácido y salado con un gran concentrado de minerales y muchas propiedades positivas para el organismo.

Otros condimentos, algunos de ellos ya mencionados, que puedes incorporar a tu rincón *gourmet* son éstos: salsa de soja (shoyu, tamari), vino de arroz (mirin), gomasio, goma-wakame, copos de nori, semillas tostadas (sésamo, girasol, calabaza), miso blanco (de arroz), pasta de sésamo (tahín), sal marina o sal del Himalaya, flor de sal, jengibre y wasabi, entre los más usuales.

Por qué los aceites son tan importantes para las mujeres

Los aceites de buena calidad son esenciales para regenerar las células, en especial del sistema nervioso. Además, son responsables en gran medida de mantener saludables los tejidos, la piel y el pelo.

Aunque ahora hablaremos de los distintos tipos de aceite, quiero insistirte en que lo importante es que sean virgen extra o de primera presión en frío, es decir, que no sean refinados. Los aceites refinados son más dañinos que el azúcar refinado. Se reconocen porque tienen un sabor neutro y han perdido todo el olor. Deberíamos evitar los **aceites refinados** por diversas razones, entre las que destaco:

- Nos roban vitamina E, minerales, enzimas, etc.
- Nos quitan vitalidad.
- Provocan enfermedades por causa de deficiencias alimentarias.
- Nos roban carotenoides, lo que es perjudicial para la piel y los ojos.
- Contienen disolventes nocivos que repercuten negativamente en el cuerpo y en la mente.
- Aumentan la acumulación de tóxicos.
- Reducen el transporte de oxígeno.

En cambio, los **aceites ecológicos** y **virgen extra** son mucho más recomendables:

- Contienen nutrientes saludables.
- Aportan vitalidad al cuerpo.
- Protegen contra el envejecimiento.
- Proporcionan minerales.
- Contienen carotenoides.
- No contienen disolventes ni conservantes químicos.
- Contienen enzimas y ayudan a la digestión.
- Protegen los vasos sanguíneos.
- Suministran clorofila, que ayuda a desintoxicar el cuerpo y mejorar el transporte de oxígeno.

Por la misma razón que hay que evitar los aceites refinados hay que huir de la **margarina**. Se trata de una imitación barata de la mantequilla que se creó durante la segunda guerra mundial, cuando la mantequilla resultaba demasiado cara. La parte «sana» del aceite la vendían a un precio muy alto a la industria farmacéutica, y los restos refinados y blanqueados servían de base para la margarina.

Como comenté anteriormente, además del aceite de oliva, que de largo es el más popular en la cultura mediterránea, tenemos a nuestro alcance muchos otros: de lino, de sésamo, de girasol, de germen de trigo, de soja, de cáñamo, etc. Estos aceites no sólo son buenos en sabor, aroma y textura, sino que también son ricos en **ácidos grasos poliinsaturados de la serie omega 3 y omega 6.** Estos ácidos grasos esenciales son necesarios para muchos de nuestros procesos vitales. La vitalidad de cada célula depende de la calidad y de la protección que proporcionan a sus paredes, a sus membranas. Si ingerimos suficientes ácidos omega 3 y omega 6, las paredes de nuestras células son flexibles y permeables, y pueden absorber bien los nutrientes.

Algunos aceites contienen omega 3 y otros omega 6. Entre los primeros están, por ejemplo, el **aceite de lino**, el **de germen de trigo** y el **de soja**. Lo ideal es tomar una cucharada sopera tres veces por semana de alguno de ellos. El de lino es el menos digestivo; por eso, si tomas demasiado, notarás que se te hincha la barriga. Entre los segundos (con omega 6), el mejor para nosotras es el **de sésamo**, un aceite muy regenerador, una suerte de elixir de la eterna juventud.

> **TRUCO**
> De hecho, te explicaré un secreto de belleza: si tomas tres cucharadas soperas al día de aceite de sésamo, mezclado con las legumbres o las verduras, o en vinagretas, tendrás una piel más vital y te ahorrarás un dineral en cremas reconstituyentes. Porque el aceite de sésamo no sólo es ligero y digestivo, sino que nos ayuda a regenerar las estructuras de las membranas celulares y nos hidrata por dentro. No es que no vayas a envejecer, pero ralentizarás el desgaste y no se te arrugará la piel más de lo que sería naturalmente biológico.

El **aceite de oliva** es un aceite monoinsaturado y, por lo tanto, bueno para freír o saltear verduras, ya que aguanta mejor el calor que los poliinsaturados. Aunque lo más aconsejable en esta dieta es eliminar en lo posible los fritos. Soy consciente de que en nuestro país es toda una tradición, pero resulta que son energéticamente muy calientes, por lo que calientan el hígado y cargan la vesícula biliar, y dan lugar a dolores de cabeza, digestiones pesadas, somnolencia, aturdimiento, irritabilidad, mal genio, falta de lucidez y acumulaciones de tipo graso, como abscesos, granos, acné, rojeces en la piel, eczemas, etc. Sí que podemos utilizarlo, sin embargo, para saltear verduras, arroz, pasta y demás. Aunque no es tan rico en ácidos grasos esenciales como los anteriores, es sabroso, ayuda a combatir el colesterol y hace más apetecibles ciertos platos. Se puede tomar a diario siempre y cuando sea virgen extra de primera presión en frío. Hemos de buscar, eso sí, que sea lo menos ácido posible, y es más recomendable consumirlo cuando hace calor que cuando hace frío, pues a partir de 4 grados se solidifica, se satura. Lo ideal sería tomar aceite de oliva complementándolo con aceite de sésamo, de lino y otros aceites poliinsaturados.

> **TRUCO**
> Es bueno variar de aceites, igual que haces con las verduras, los cereales o las legumbres, pues contienen diferentes tipos de vitaminas y otros nutrientes, y en distinto grado.

Algunos aceites se pueden calentar, pero otros sólo se pueden utilizar en frío. Los aceites que tienen ácidos grasos poliinsaturados, como el de lino o el de sésamo, son exclusivamente adecuados para preparaciones frías. Para cocinar tenemos otros, como el aceite de oliva o, mejor, el **aceite de coco**, que tiene grasas saturadas pero de origen vegetal. El aceite de coco es muy adecuado para las personas que tienen problemas para digerir las grasas. Además, ayuda a asimilar el calcio y el magnesio, mejora la flora intestinal, refuerza las paredes intestinales, estimula la digestión y es muy bueno para los intestinos problemáticos. También disminuye la sensación de hambre y tiene menos calorías que otros aceites.

> **TRUCO**
> También es muy bueno como mascarilla para el pelo, para hacer masajes, como pasta de dientes e incluso como desodorante natural.

El **aceite de cáñamo** es también interesantísimo. Éste es supernutritivo, y tiene una composición con tres partes de omega 6 y una parte de omega 3. Si puedes tomar una cucharada al día, te irá de maravilla.

Por último, el **aceite de onagra** o de prímula, usado con fines terapéuticos, ayuda a regenerar el hígado y es bueno para cuando se empieza a producir sequedad y calor interno en la mujer, a partir de los 35 años, pues repone la sustancia y regenera las células y los tejidos. Se puede encontrar en forma de «perlitas».

> **TRUCO**
> Lo ideal, sobre todo si trabajamos muchas horas frente a pantallas, sería tomar dos gramos al día para compensar la sequedad de los ojos que eso nos provoca.

SEMILLAS PARA REGENERAR LA SUSTANCIA

Ya que estamos hablando de aceites que se extraen de semillas, diremos que comer directamente las semillas también es fantástico, sobre todo cuando tenemos una infección o estamos enfermos, momentos en que el consumo de aceite normalmente no es muy recomendable. Las semillas, como te explicaba al principio del libro, reponen la sustancia de los órganos y te ayudan a mantenerte joven.

Podemos tener siempre en casa semillas tostadas de girasol, de calabaza y de sésamo. Es fácil tostarlas: las pones en una sartén a fuego medio-bajo y vas moviendo con una pala de madera hasta que tomen un color doradito, momento que coincidirá con que empezarán a soltar un aroma particular. Las dejas enfriar en un plato o sobre un paño de tela y luego las guardas. Te recomiendo añadirles, una vez tostadas, unas gotitas de vinagre de umeboshi, que les da un sabor salado delicioso.

Las semillas de sésamo son una excelente fuente de triptófano, precursor de la melatonina y la serotonina. La melatonina regula el sueño y ayuda a regular el correcto funcionamiento del sistema inmunológico, mientras que la serotonina nos produce sensación de bienestar y equilibrio.

> **TRUCO**
>
> Conviene triturar la semilla de sésamo una vez tostada, de lo contrario, no la digeriremos. Se puede hacer con el molinillo del café, un mortero normal o uno especial, estriado, llamado suribachi.

Las verduras y cómo cocinarlas

Te he hablado bastante de las legumbres y de los cereales, pero casi nada de las verduras, otro de los pilares de la dieta que te propongo dentro de este método de salud natural para mujeres.

Las verduras deberían suponer alrededor del 25 % de lo que comes a lo largo del día (aunque, repito, no hace falta que vayas por todas partes con una balanza y una calculadora). Deben ser siempre de origen ecológico para evitar que entren en nuestro cuerpo los pesticidas, insecticidas, fertilizantes químicos y otros tóxicos con que tratan los cultivos intensivos. De hecho, mucha de la verdura que encuentras en el supermercado al que vas habitualmente no es de temporada, sino que ha sido cultivada en invernaderos y con productos nocivos para poder surtirnos durante todo el año de cualquier alimento. Si compramos verdura ecológica, nos aseguramos de paso de que será de temporada, ya que no habrá sido tratada con ninguna de esas sustancias químicas.

Las verduras nos aportan hidratos de carbono complejos, vitaminas y fibra, nos hidratan, nos refrescan, nos depuran, y son muy importantes para diversas funciones del organismo.

Entre las verduras, que en general son alimentos moderados, las más contractivas son las de raíz, como la cebolla, la remolacha, la zanahoria, el nabo, el rábano o la chirivía. Por otro lado están las verduras redondas, como la calabaza, el brócoli, la coliflor y la col, que son las más armonizadoras y nutren bastante la sustancia. También tenemos las de hoja (acelga, espinaca, lechuga, endivia, escarola, etcétera) y las solanáceas (tomate, berenjena, pimiento, patata), las de tallo (puerro, apio) y las de fruto (pepino y judía verde, entre otras). Lo ideal es combinar dos de estos tipos cada vez que comemos verdura. Las solanáceas es mejor evitarlas si estamos cansadas.

Verduras de raíz

Entre las verduras de raíz tenemos, por ejemplo, la **zanahoria**, que aporta betacarotenos que nos protegen del sol, tonifica los tendones y es muy beneficiosa para el sistema digestivo, por lo que también se puede usar, bien cocinada, para cortar diarreas. Es, como la mayoría de las verduras, alcalinizante y depurativa. El zumo de zanahoria con un chorrito de limón purifica el hígado, aunque tenemos que lavar muy bien la piel con un cepillo (o pelarla), porque la verdura a veces puede tener parásitos u hongos si no se ha conservado bien.

Otra verdura de raíz es la **cebolla**, muy buena para el sistema digestivo; en crudo es picante y caliente, por lo que hay que tener cuidado con ella cuando se tienen síntomas de calor interno, sofocos, picores, contención emocional, insomnio o sensación de ansiedad (lo mismo sirve para el ajo). Es mejor tomarla siempre cocinada, pero no sofrita en aceite, como se hace en muchos platos de la cocina mediterránea, pues nos producirá fermentaciones a nivel de intestino, gases que huelen, picores y toda una variedad de síntomas de calor interno. Muchas veces nos parece que hemos comido muy saludable y sin embargo tenemos la digestión pesada, entonces nos preguntamos: «¿Qué es lo que me ha sentado mal?». Y a lo mejor resulta que nos hemos comido una paella fantástica pero que tenía una base de sofrito muy fuerte. Como alternativa te aconsejo que poches la cebolla sin aceite (con un poco de agua) o con apenas una pincelada de aceite. Cocinada al vapor o al horno, la cebolla es una verdura magnífica que deberíamos consumir casi a diario.

TRUCO
Puedes aprovechar para hacer un fondo de cebolla y tomate. Primero echas la cebolla picada con un poquito de agua y dejas que expulse el gas, que se evapore durante unos minutos, y vas removiendo de vez en cuando. Luego añades el tomate, la zanahoria, el pimiento o la verdura picada que quieras.

Aprovecho para comentarte que a las personas que tienen una digestión pobre, que están cansadas o tienen poca energía, no les conviene comer verduras crudas, ya que son indigestas, son frías y bajan el nivel de energía. Una alternativa es hacerse una ensalada de verdura escaldada. Se introducen las verduras en agua hirviendo durante uno o dos minutos, según su consistencia (las espinacas, por ejemplo, menos tiempo que las zanahorias), y ya están listas para tomar con algún aliño o salsa. La judía verde o el rabanito, por ejemplo, quedan muy bien en ensaladas de escaldados.

> **TRUCO**
> Por cierto, el rabanito rallado dentro de un té caliente va muy bien para los dolores menstruales, pues ayuda a desbloquear la zona inferior del cuerpo.

El **nabo** es otra raíz muy desintoxicante. Podemos utilizarlo para hacer caldos depurativos, junto con el apio y la zanahoria. Los japoneses lo utilizan mucho rallado y crudo como acompañamiento de los fritos, ya que ayuda a digerir las grasas y eliminarlas.

Otras verduras de raíz son la **chirivía**, la **bardana** y la **remolacha**. Menos conocida es la **raíz del lotus**, que tiene unas propiedades muy buenas para tonificar los pulmones. Se suele vender en polvo.

> **TRUCO**
> El polvo de raíz del lotus se hierve a fuego lento con agua hasta que espesa y queda una crema que, tomada dos veces al día, alivia cuando hay problemas de bronquitis.

Hay una serie de verduras que no son exactamente de raíz, ya que nos comemos el tallo, pero que podríamos incluir aquí. Se trata del **puerro**, el **espárrago**, el **cebollino** y la **cebolleta**. En general son picantitas y nos ayudan a liberar la energía que está estancada, por ejemplo cuando estamos con emociones reprimidas o con sensación de frustración.

Verduras redondas

En este grupo están la **calabaza**, la **coliflor**, la **col**, el **brécol**, el **brócoli**, la **col lombarda** y las **coles de Bruselas**. Estas verduras suelen ser de sabor dulce y ayudan a armonizar la energía de los órganos y el carácter de quien las toma. Son un poco indigestas, por lo que es mejor no incluir dos verduras de la familia de la col en una misma comida (es bastabte probable que nos den gases). Podemos añadirles algo al cocinarlas que las haga más digestivas, como comino, laurel o jengibre (si no tenemos síntomas de calor), o bien combinarlas con cebolla.

Verduras de hoja verde

Son las más expansivas de las verduras. Podríamos mencionar la **acelga**, la **espinaca**, la **lechuga**, la **endivia**, la **escarola**, etc. Existen una gran variedad de tipos y subtipos.

> **TRUCO**
> Estas verduras tienen mucha clorofila, que ayuda a compensar los efectos de la digestión de la proteína animal en el intestino. Por lo tanto, está bien que las uses para acompañar el pescado, pues doy por supuesto que ya has dejado de comer carne.

Verduras solanáceas

Las verduras en general nos alcalinizan, nos aportan minerales, ayudan a que estemos menos cansadas y contribuyen a que tengamos un pH adecuado. Pero hay unas, las solanáceas, que son acidificantes, entre ellas la patata, el tomate, el pimiento y la berenjena. Son verduras de verano y, por lo tanto, tomarlas en invierno hará que nos baje la energía y nos producirán cierto cansancio y dispersión mental.

La patata se puede utilizar para acompañar alguna verdura de hoja o fruto, como acelgas o judías verdes, o bien acompañando un pescado. No combina bien ni con cereales ni con legumbres ni con frutas.

El **pimiento** es muy sabroso, de naturaleza fría y expansiva, pero es indigesto, por lo que debe comerse bien cocinado y bien condimentado con sal. Hay que tener en cuenta que no nos va aportar minerales ni nos ayudará cuando estemos cansadas.

El **tomate** es una verdura muy hidratante y refrescante, y por lo tanto apropiada para el verano, que es cuando se recoge. Es rico en vitaminas A y C. Es muy agradable tomarlo en ensalada, en zumo o en forma de gazpacho, o también cocinado como salsa. Es bueno para cuando tenemos calor en el estómago o sensación de ardor, porque refresca e hidrata, pero cuidado al tomarlo crudo si tenemos poca energía digestiva o si estamos cansadas.

La **berenjena** es refrescante, dulce, tiene un toque picante y ayuda a disolver estancamientos, pero igualmente es muy expansiva, es acidificante y produce cansancio. Se suele cocinar para darle un efecto más contractivo. Al horno, muy hecha y aderezada con miso, queda deliciosa.

CÓMO CORTAR LAS VERDURAS

Cortar bien la verdura es todo un arte, y tiene mucho sentido energéticamente. La elección del tipo de corte va a depender de la energía de la propia verdura, del menú que tengamos planeado y del equilibrio del plato que vayamos a servir, así como del tiempo que tengamos para cocinar, porque la verdura cortada finamente se cocina más rápido.

Las verduras de raíz son más consistentes y pueden cortarse de muchas maneras, mientras que las verduras de hoja pierden su volumen al cocinarse y no ofrecen tantas posibilidades en este sentido. Cuando cocinemos muchas verduras juntas podemos cortarlas de distintas formas y tamaños para diversificar el plato, pero cada tipo de verdura debe cortarse en trozos de igual tamaño para que se cuezan al mismo tiempo.

Podemos cortar en **rodajas** (finas o gruesas), en **medias lunas**, en **cuartos** o en «**palitos**» (una zanahoria, por ejemplo, va bien para practicar estos cortes). También podemos cortar en **cubitos**, lo cual es ideal para los estofados, o incluso de **forma irregular**, si no tenemos un interés especial en que el plato quede estéticamente atractivo o si la verdura va a servir luego para un puré. Igualmente, podemos cortar en **virutas**: con el cuchillo bien afilado vamos girando la verdura y haciendo virutas, que podemos dejar más largas o más cortas. También hay cortes más artísticos, como los que encontramos a menudo en restaurantes orientales, pero que resultan difíciles de explicar aquí.

Cuando se trata de verduras de hoja, como la acelga, puedes cortar primero las hojas en un tamaño grande y después el tallo finito, para que se cueza todo al mismo tiempo.

Aunque sea de sentido común, te recuerdo que para cortar verduras hay que tener una buena **tabla**. Son preferibles las tablas de madera a las de plástico, porque cuando cortamos pasan al alimento partículas microscópicas muy tóxicas. No está de más tener una tabla para las verduras y otra para manipular la proteína animal, incluso aunque las lavemos bien después de su uso.

Con respecto a los **cuchillos**, es básico que sean buenos y estén afilados. Hay unos de cerámica que son fantásticos, aunque hay que guardarlos aparte e intentar no darles golpes, pues se pueden partir. Cortan de maravilla y no es necesario afilarlos. Lo ideal es tener un cuchillo de hoja cuadrada y también otros más estrechos. Para la verdura los de hoja cuadrada o rectangular son los más prácticos. Cuando cortemos, hemos de deslizar la parte frontal del cuchillo a través de la verdura para utilizar toda la extensión de la hoja; el corte debe ser fluido y sin hacer «serrucho».

Cortar cualquier alimento puede ser un gran ejercicio de presencia, no sólo porque podemos cortarnos si nos despistamos, sino porque cuando cortamos o cocinamos de forma desordenada y caótica transmitimos esa energía a la persona que luego comerá lo que hemos preparado. La energía de la cocinera se transmite a la comida, sin duda.

Por lo tanto, hemos visto que hay que comer verdura cada día.

TRUCO
Vamos a tener zanahoria y cebolla siempre en casa, y también alguna verdura de hoja verde, en función de la temporada. Por ejemplo acelga o, más hacia el invierno espinaca, o en verano lechuga; además, es conveniente tener algún puerro y alguna verdura de tallo, como el apio, y alguna de raíz como el nabo para hacer los caldos y las sopas de verduras. Estos caldos pueden ser la base de una sopa de miso, de una de verdura e incluso de una de pescado. Asimismo, te aconsejo que siempre tengas alguna verdura redonda, como la calabaza en otoño, o la coliflor o el brócoli, de modo que puedas combinarlas con verduras de cualquier clase (por ejemplo, en una menestra o un salteado hecho en el wok).

Cómo conservar las verduras

La cebolla se conserva bien fuera de la nevera, en un lugar fresco donde no le dé el sol, en un cesto o un recipiente de mimbre, por ejemplo. El resto de las verduras habría que guardarlas en la nevera, en concreto en el cajón, para que conserven la humedad y no se sequen. No las metáis en bolsas de plástico, pues se pudrirían con su propia humedad. Si queréis tenerlas en bolsas, que sean de papel.

No te aconsejo congelar las verduras, pues pierden todas sus vitaminas y sólo queda la fibra. Tampoco se aguantan bien cocinadas de un día para otro. Por lo tanto, deben ser frescas y cocinarse al momento de comerlas. Hay que lavarlas bien, y en algunos casos, como la zanahoria o el nabo, cepillarlas bajo el grifo, pues así conservamos las propiedades de la piel. Es aconsejable lavar sólo la verdura que vayamos a utilizar cada vez, porque se conserva mejor si no está lavada.

TRUCO
Si no hemos conseguido verdura orgánica, podemos añadir cuando la lavemos una cucharadita de sal marina, que ayudará a eliminar algunos químicos.

Cuando compremos verduras de hoja vamos a evitar las que ya estén un poco amarillas, ya que esto indica que se han cosechado tarde o que se han estropeado porque las han almacenado en un sitio caluroso. Cuando compremos redondas, si están muy arrugadas o tienen puntos blandos es que han perdido humedad. Cuando lleguemos a casa, hay que quitar las hojas que han amarilleado y las partes marchitas para que el resto se conserve mejor. También, si es posible, vamos a intentar no guardarlas muy juntas, pues se deterioran antes.

Las bebidas

En esta segunda fase hemos suprimido los lácteos, así que tal vez te interese saber un poco más sobre las leches o bebidas vegetales, que pueden ser un buen sustituto.

Las **leches vegetales** son más saludables que las de origen animal, ya que no contienen grasas saturadas ni caseína, la proteína de la leche de vaca, que es muy indigesta y da lugar a muchas alergias. Se extraen de frutos secos, como las almendras o las avellanas, o de cereales o legumbres, como el arroz, la avena, la quinoa, el amaranto, el trigo sarraceno y la soja, principalmente. Probablemente la más conocida de todas es la de soja, que no obstante tiene el inconveniente de que es bastante indigesta e hincha la barriga. Muchas mujeres que deciden dejar la leche de vaca se pasan a la leche de soja y toman grandes cantidades, pensando que así estarán más sanas. Y si bien es cierto que no incorpora los problemas de la leche animal, también baja mucho la energía digestiva y produce muchos gases. Además, como ya te he comentado, es un derivado de la soja que está generando cierta polémica, por lo que es mejor para la salud que consumas las leches derivadas de los cereales o de los frutos secos.

En principio, es recomendable hervir cualquier leche vegetal durante unos 10 minutos con una pizca de sal.

TRUCO

Si la queremos hacer todavía más digestiva, la herviremos durante 20 minutos con una rama de canela y un trozo de piel de limón (de producción ecológica, por supuesto, pues en este caso se trata de la piel). Después podemos dejarla en la nevera y utilizarla para desayunar con unos cereales o para cocinar un postre o, simplemente, para tomarla tal cual, aunque siempre es mejor calentarla un poco o tomarla a temperatura ambiente, no recién sacada de la nevera.

Además de las leches vegetales, podemos preparar infusiones y caldos muy variados. Si lo que queremos es depurar, podemos tomar **té de cebada** o **té de arroz tostado**. Se preparan tostando ligeramente el grano. Por ejemplo, tostamos un par de cucharadas de arroz integral o de cebada en una sartén, en seco y sin aceite. Removemos constantemente, hasta que el grano esté doradito, y entonces añadimos un litro de agua mineral, bajamos a fuego medio, lo tapamos y lo cocinamos unos cinco minutos. Podemos beber este té caliente en invierno, pues es una bebida remineralizante y que nos ayuda a tonificar la digestión.

El **té bancha con tamari** nos irá perfecto para cuando estamos muy cansadas, para esos típicos días en que vas a trabajar por la mañana, haces mil cosas, luego tienes una comida, luego vuelves al trabajo, acabas tarde y encima tienes que hacer tres recados, ir a comprar algo y preparar la cena. Cuando llegues a casa y lo sueltes todo y te cambies, ve a la cocina y pon una cucharadita de tamari o de shoyu en una taza, prepara un poco de té bancha y échalo encima muy caliente. Con una taza es suficiente, pues te alcalinizará y dará vigor rápidamente.

Otra bebida «mágica» es el **té de ciruela umeboshi**, indicado cuando tenemos dolor de barriga, indigestión o diarrea, porque hidrata y combate la infección intestinal ayudando a que se restablezca la flora benéfica. También es muy alcalinizante, por lo que combate el cansancio, y en verano es refrescante, aunque no conviene abusar de ella, porque es bastante salada. Se prepara con una ciruela umeboshi o una cucharada de postre de pasta umeboshi y un litro de agua. Hervimos la ciruela o la cucharada de pasta en el agua quince minutos y luego lo dejamos enfriar para beberlo a temperatura ambiente. Si nos queda salado, podemos añadir agua.

También puedes preparar **té de azukis**, esa legumbre pequeña arriñonada de color rojo. Es una bebida excelente para tratar todos los problemas de riñón o para cuando tenemos lumbago o litiasis, porque refuerza la zona lumbar y ayuda a que el riñón drene. Se prepara con una taza de azukis, un litro de agua mineral y una tira de seis centímetros de alga kombu. Lo ponemos todo en una olla y lo llevamos a ebullición, luego bajamos el fuego, tapamos la olla y dejamos que hierva una hora. Finalmente lo colamos y lo bebemos calentito.

El **té de setas shiitake** es muy bueno para cuando estamos nerviosas, tensas, también para cuando tenemos el hígado apretado, caliente, seco, contraído. Nos ayuda a depurar la proteína animal y el exceso de sal; por eso es ideal para cuando no hemos podido evitar comer platos demasiado contractivos, demasiado salados, o hemos comido carnes grasas. Para prepararlo remojamos una seta shiitake grande en dos tazas de agua mineral con un poquito de sal marina durante aproximadamente una hora. Luego la cortamos en cuatro trozos y la hervimos con el agua del remojo unos quince o veinte minutos, y nos bebemos media taza dos o tres veces por semana.

Como ves, se pueden preparar bebidas muy diversas con algas, verduras, cereales o condimentos, y no hace falta recurrir a bebidas comerciales, que por lo general tienen endulzantes artificiales o tóxicos diversos. La mayoría de los tés también se pueden tomar fríos, o bien podemos preparar bebidas específicas para refrescarnos cuando hace calor.

> **TRUCO**
> Podemos poner en una licuadora lo siguiente: unas hojas de menta bien lavadas, cinco o seis hojas de estevia fresca (que podemos cultivar en nuestro balcón, terraza o jardín), un litro de agua y un chorrito de limón. Lo batimos y obtenemos una bebida refrescante y remineralizante, y si le añades hielo picado te quedará un granizado delicioso. A partir de aquí puedes crear las variantes que más te gusten.

TÉ BANCHA CON REGALIZ: UN BUEN ARMONIZADOR
El **té bancha** casi no tiene teína y sirve como base para un gran número de bebidas medicinales. Ayuda a reducir el colesterol y tiene un ligero efecto adelgazante; si lo preparamos con **regaliz**, para que

tenga un toque dulce, nos armoniza, nos calma y nos relaja. Podemos tomarlo a cualquier hora y en cualquier estación (recuerda que no debes tomarlo si eres hipertensa).

Es excelente para personas que hablan mucho ya que lubrica la boca y la garganta. También ayuda a relajar la cólera y la irritabilidad, por lo tanto es interesante para los momentos en que estamos irritables. Un buen té de tres años ayuda a armonizar las emociones, porque nos calma el exceso de tensión en el hígado.

Para prepararlo, hervimos una cucharada de regaliz desmenuzada en un litro de agua durante tres o cuatro minutos (no más), tapando el cazo y a fuego lento. Apagamos el fuego, le añadimos el té de tres años (kukicha o bancha) y lo dejamos tapado unos minutos. Lo colamos y nos lo tomamos o lo ponemos en un termo para llevarlo al trabajo o adonde sea.

El **té de tres años kukicha** viene en ramitas, por lo que se prepara de forma un poco distinta: se hierve una cucharadita de té en un litro de agua durante dos minutos a fuego lento, y luego se deja reposar con el cazo tapado unos diez minutos más con el fuego apagado. En el caso del **bancha**, que viene en hojitas, ponemos una cucharada sopera en un litro de agua hirviendo, apagamos el fuego y lo dejamos tapado unos cinco minutos. Luego lo colamos y ya está listo para tomar.

Plato estrella de la fase 2: el puchero mágico

Se trata de hacer un estofado, que, como sabes, tiene un tiempo de cocción de al menos una hora, y a fuego lento, lo cual le da al plato mucho calor y energía, y también lo hace muy digestivo. Es un plato típico de los lugares fríos y especialmente de la gente del campo, pero podemos adaptarlo a nuestras circunstancias y sacarle mucho partido, como ahora verás.

Tal como se ha hecho siempre, la preparación se empieza salteando la proteína (el tofu, el tempeh o el seitán) con la olla pincelada de aceite hasta que esté doradita. A continuación incorporamos las verduras, un poco de agua hasta casi cubrir y tapamos. Luego bajamos el fuego al mínimo y lo dejamos así entre 45 y 60 minutos.

A un estofado se le puede poner todo tipo de ingredientes, por lo que es un plato único y completo. Es una excelente opción para cocinar las **legumbres**, el **tofu**, el **tempeh** o el **seitán**, que aquí utilizaremos como sustitutos de la proteína animal (tradicionalmente carne de cerdo o de ternera). También le añadiremos **verduras** de temporada, que se suelen cortar en trozos medianos o grandes para que no se deshagan. Si pones verduras de raíz o redondas, puedes añadirlas a media cocción para que no se cocinen demasia-

EL MÉTODO. FASE 2: DUEÑA DE TI MISMA

do (y las de hoja hacia el final), aunque en cualquier caso sus propiedades pasarán al caldo, que también tomaremos.

Como innovación, se le pueden añadir **algas** para que el plato resulte más remineralizante: kombu, wakame o espaguetis de mar, por ejemplo. A diferencia de la carne, el tofu, el tempeh, el seitán y las algas nos van a dar un plus de nutrientes sin dejarnos residuos tóxicos.

Al estofado se le pueden añadir diversos **condimentos**. Si lo queremos hacer más digestivo y es invierno, podemos ponerle un trozo de raíz de jengibre pelado y cortado en láminas, que además de digestibilidad aportará aroma. También podemos condimentarlo con cúrcuma o laurel o tomillo o romero o las hierbas que nos apetezcan. La pimienta y otros condimentos calientes también lo harán más digestivo y sabroso, pero recuerda que no son adecuados si tienes síntomas de calor interno, como sofocos, insomnio, ansiedad o picores en la piel.

Si a este estofado le añadimos un poco de **cereal en grano**, como arroz, quinoa, mijo o trigo sarraceno, el conjunto es todavía más nutritivo y supercompleto. Y variado, pues un día lo podemos hacer con tofu, otro con tempeh, otro con seitán y otro, incluso, con pescado, ya que los estofados de **pescado** también son muy ricos. También podemos ir variando si lo hacemos con legumbre (garbanzos, lentejas, alubias, azukis, etc.). En definitiva, es un plato en el que casi todo tiene cabida y en el que casi todo queda bien, de ahí que lo considere «mágico».

Tenemos, por lo tanto, un plato muy digestivo, muy nutritivo, remineralizante y lubricante (esto último es muy interesante para nosotras, pues siempre nos conviene aportar fluidos al cuerpo para evitar la sequedad, especialmente a partir de una cierta edad). Al ser caliente, aporta calor a la digestión, favorece la concentración y nos da energía para las muchas actividades que tenemos que hacer normalmente durante el día. Es un plato, además, que se cocina prácticamente solo y que se puede preparar para varios días, pues lo que sobra se puede guardar en la nevera o incluso en el congelador. Eso sí, si vamos a tenerlo en la nevera un par de días procuraremos que las verduras sean de raíz, ya que se conservan mejor. Entonces, lo haremos con zanahoria, nabo, chirivía, y/o cebolla, por ejemplo. Y, por si esto fuera poco, es un plato ideal para toda la familia, pues va bien para todas las edades y todas las constituciones.

Lo dicho: ¡un plato mágico!

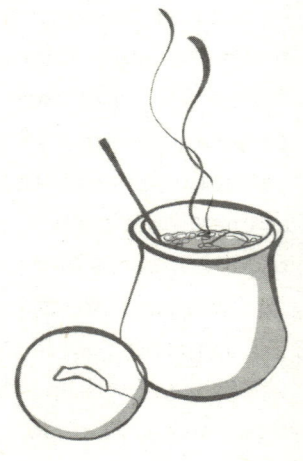

Ejercicio e hidratación

Es indiscutible que hacer ejercicio es saludable:

- Fortalece el corazón.
- Activa la circulación.
- Aumenta la oxigenación.
- Favorece el tono muscular.
- Incrementa la fuerza y flexibilidad de los huesos.
- Refuerza el sistema inmunológico, y, en general, mejora nuestra condición física.
- Practicado con regularidad, ayuda a prevenir enfermedades cardiovasculares: ayuda a controlar el colesterol y el nivel de glucosa en sangre, reduce el riesgo de infarto y de coágulos cerebrales, ayuda a bajar la presión alta, etc.
- Desde un punto de vista estético, contribuye a darnos un aspecto más tónico, más juvenil, más armónico y más bello en general.
- Ayuda a controlar el peso y a tener un cuerpo más firme; también a eliminar el exceso de grasa y todo tipo de desechos y toxinas.
- Y todavía más: ayuda a combatir el exceso de apetito, a dormir mejor, e incluso a eliminar el cansancio si se hace con la intensidad adecuada.

Ahora bien, por mi experiencia, por lo que he visto en mí y en muchas otras mujeres, no es bueno abusar del ejercicio, sobre todo a partir de los 35 años, porque puede comportar un consumo exagerado de fluidos y de sustancia y acelerar el proceso de sequedad interna que se produce en la premenopausia. He visto a menudo mujeres en torno a la cuarentena que hacen mucho ejercicio y piensan que por eso llevan una vida saludable, pero que tienen una serie de síntomas de sequedad que por edad todavía no les corresponden (calor interno, sofocos, insomnio, ansiedad, tensión, irritabilidad, etc.). Suelen ser mujeres que trabajan varias horas al día frente al ordenador, que cuando salen del trabajo se ocupan de cincuenta mil temas y que encima, de forma aplicada, van al gimnasio tres o cuatro veces por semana o salen a correr para estar en forma. Seguro que conoces algunas: son mujeres muy activas, muy tónicas, pero algo secas, con arrugas antes de tiempo y con estos síntomas de sequedad interna que he mencionado.

Por lo tanto, es importante hacer ejercicio de forma regular para recoger sus muchos beneficios, pero sin sudar ni cansarte en exceso. O sea, ejercicio sí, pero no extenuante. Volvamos al concepto de equilibrio. Vivimos en un entorno competitivo que nos empuja a ser los mejores en todo, y al final parece que si no te matas haciendo dos sesiones de *spinning* a la semana, dos más de pesas y una triatlón de vez en cuando no llevas una vida sana y activa. Pero te digo por experiencia que es una trampa. Soy de las que iba al gimnasio casi todos los días a pegarme una buena sudada y, afortunadamente, he sabido darme cuenta a tiempo y ahora puedo controlar todos esos síntomas.

En cuanto al tipo de ejercicio, cada una que haga lo que más le guste: caminar, correr, nadar, aeróbic... Pero mucho cuidado, sobre todo a partir de los 35, con esas clases de «cardio» tan extenuantes y en las que se suda tanto (si te gusta hacerlas está bien, pero es mejor ir parando, rehidratando y recuperando, y no hacerlo todo de un tirón hasta llegar al final agotadas, pues luego cuesta mucho recuperar lo perdido).

Los ejercicios de flexibilidad son muy recomendables para mantener en forma las articulaciones, los huesos, los tendones y los ligamentos. Se dice, además, que la flexibilidad del cuerpo está asociada con la flexibilidad de la mente y, por lo tanto, es importante cultivarla. Es bueno también hacer ejercicios que desbloqueen la zona de las caderas y del sacro. Van muy bien, por ejemplo, actividades como la danza del vientre, la «zumba» y afines, que movilizan mucho la cintura y las caderas y ayudan a tomar conciencia de toda esa zona.

Ejercicio y equilibrio emocional

El ejercicio tiene efectos maravillosos a nivel psicológico. Por un lado, te ayuda a tomar conciencia corporal, para lo cual, cuando haces ejercicio tienes que prestar atención a las partes del cuerpo que mueves. Sentir el cuerpo con plena conciencia ayuda de paso a detener el diálogo interno de la mente y a que ésta descanse. Gracias a esto ganamos también en concentración y claridad mental.

Por otro lado, hacer ejercicio nos proporciona más autoestima porque nos encontramos mejor. No sólo nos sentimos más dueñas de nosotras mismas, sino también de nuestra vida. Cuidamos nuestro cuerpo y nos sentimos mejor, y eso nos motiva para seguir cuidándonos. Y entramos en una dinámica positiva de desarrollo personal que hará que nos sintamos cada vez más radiantes.

Por lo tanto, y en resumen, te recomiendo hacer ejercicio a menudo, incluso si puedes todos los días, pero de forma moderada y rehidratándote permanentemente.

TRUCO

Para eso, lleva siempre contigo líquido para rehidratarte: **agua mineral**, sola o con algún complemento que te aporte **minerales** y **vitamina C**; **agua de coco**, que también es muy nutritiva; **zumos de fruta**, aunque ten cuidado con esta opción, pues si no tienes un buen sistema digestivo pueden ocasionarte cansancio; o **caldos vegetales** que te aporten minerales, por ejemplo el **caldo de alga kombu**, que es excelente. Lo importante, repito, es tener líquido a mano para reponer los fluidos que has perdido y evitar que se produzca el efecto secante que te he comentado antes.

Meditación.
Estar presente

Más presencia en todo lo que haces
Si practicas regularmente la meditación, tal como te proponía en la primera fase, notarás que empiezas a tener más conciencia de todo lo que te pasa y más presencia en todo lo que haces. Vivirás en el presente, que es el único momento que realmente existe, y sentirás que vives con más plenitud. Yo lo siento así, y por eso quiero compartirlo contigo y animarte a que tú lo compartas con tu red de mujeres.

La meditación poco a poco se irá trasladando a cada momento y a cada cosa que hagas, y estarás más sintiendo en el mundo de las ideas, de la mente. Esto a veces requiere un esfuerzo consciente. Por ejemplo, si estás comiendo, intenta sentir lo que comes, los sabores, la presentación del plato, los colores y la textura de los alimentos, los olores, etc. O sea, agudiza los sentidos para desconectar de la mente, justo lo contrario de lo que solemos hacer, que es comer sin darnos casi cuenta de lo que comemos mientras pensamos en lo que tenemos que hacer a continuación, en aquella conversación que tuvimos con no sé quién, en las compras que tenemos pendientes, en la película que iremos a ver el viernes por la noche o en cómo llegar a fin de mes.

He titulado esta segunda fase, no casualmente, «Dueña de ti misma». Y para conseguir esto es importante que comas con presencia, sintiendo cómo sabe cada alimento y, sobre todo, cómo te sienta y cómo te afecta. Siempre que puedas, aplica esta presencia a todos los ámbitos de tu vida. Por ejemplo, cuando camines, procura no andar pensando en mil cosas, sino sintiendo los pies, las piernas, la circulación, el aire en la cara, incluso el ruido de los coches, si lo hay. Cuando estés trabajando, concéntrate en el trabajo; cuando leas, en la lectura, etc.

Desarrollarás la intuición

Si meditas con regularidad y entrenas bien este «estar presente», desarrollarás de paso tu sensibilidad y tu intuición, que te ayudarán a mejorar otros campos de tu vida, especialmente los que tengan que ver con la creatividad. Si estás presente en tu cuerpo y en lo que estás haciendo en cada momento, estás más conectada contigo misma, con tu centro, y desde ahí surgen los pensamientos más lúcidos y las mejores decisiones para resolver todo lo que tengas que solucionar en tu vida.

Prepárate para el sueño

En la misma línea, te aconsejo que no te acuestes pensando en lo que tienes que hacer al día siguiente, pues no descansarás bien. Ese momento no suele ser bueno para meditar, puesto que estamos muy cansadas, pero te aconsejo que hagas algo sencillo para desconectar de la cháchara mental: tumbada, respira sintiendo cómo se levanta tu abdomen cuando tomas aire y cómo desciende cuando lo sueltas. Y

EL MÉTODO. FASE 2: DUEÑA DE TI MISMA

cada vez que empieces a pensar en lo que has hecho o lo que tienes que hacer, en lo que has dicho o te han dicho, etc., deja pasar el pensamiento y vuelve a centrarte en la respiración. Si lo haces así y rebajas la intensidad de los pensamientos, seguramente te dormirás enseguida.

El momento de dormir es importantísimo para nuestro bienestar, pues es cuando descansamos y nos regeneramos. Por eso es necesario bajar el ritmo poco a poco, cambiarnos para estar cómodas, lavarnos tranquilamente, a lo mejor cepillarnos el pelo —dicho sea de paso, un buen repaso con el cepillo por el cuero cabelludo es excelente para activar la circulación de la zona y, además, el pelo se fortalece—, y entrar en la cama con gusto, sintiendo el tacto agradable de las sábanas y la comodidad del colchón. Es decir, la idea es irse a la cama a gusto, sintiendo, presentes en el cuerpo, para desconectar el discurso mental. Entonces, si quieres puedes hacer un pequeño ejercicio de agradecimiento, de conectar con el corazón, de agradecer todo lo que te ha pasado ese día, lo bueno y lo aparentemente malo, porque todo es para bien. Es un ejercicio de confianza y entrega, de conexión con tu verdadera naturaleza, con el que te relajas y te predispones mejor al descanso, al sueño. Mi experiencia es que si te entregas al sueño con confianza, te acuestas poniéndote en manos del orden superior de la vida, el cual se ocupa de regenerarte por la noche y de ayudarte a tener sueños constructivos que alimenten tu inconsciente de una forma positiva.

No soy una especialista en el tema del sueño, pero creo que es importante darle una frecuencia al sueño y que ésta sea positiva, relajada y de confianza.

Por otra parte, para dormir bien te sugiero que cenes temprano y no te acuestes con la barriga llena. Eso te acidificará y no podrás descansar bien. En cambio, beber —por ejemplo, una infusión— para irnos a dormir hidratadas nos ayudará a descansar.

> **TRUCO**
> Para eso, puedes tomar infusiones como manzanilla o tila, tés sin teína endulzados con regaliz o con un poquito de estevia o zumo de uva roja, que es dulce y relajante y seda la energía de la zona pectoral. Si tomamos perlas de aceite de onagra, es bueno hacerlo un rato antes de ir a dormir, pues también producen un efecto relajante.

Conecta con tu talento

No a las emociones tóxicas

En la vida, a veces nos sentimos atrapadas por situaciones externas: una mala relación de la que no sabemos cómo salir, un jefe tirano, unos padres demasiado exigentes, etc. Pero lo que realmente nos atrapa y nos tiraniza está en nuestro interior y son las emociones. Por eso, para tu bienestar, es importante que te liberes tanto como puedas de las emociones negativas, es decir, que alcances tu **libertad interior**. Porque si te sientes libre interiormente, nada te podrá esclavizar.

Para liberarnos del miedo, la inseguridad o la rabia debemos mirar hacia dentro, en lugar de malgastar el tiempo analizando o criticando a los demás.

Te propongo un ejercicio para identificar las emociones tóxicas que te secuestran con más facilidad. Vamos a ver quiénes somos y a identificar el guión de nuestra telenovela, de nuestro «rollo mental»:

- Toma papel y lápiz y anota cinco o seis situaciones de tu infancia que hayan sido importantes para ti.

- Al lado de cada apunte, describe las emociones que han predominado. Por ejemplo, si de jovencita tuviste un problema con una amiga íntima, pregúntate: «¿Sentía celos, rabia, miedo, orgullo o indiferencia? ¿Me sentía superior y arrogante, o tonta e insegura?». Si era un conflicto con tu padre, identifica qué sentías: miedo, rebeldía, rabia, pena... Si era con un hermano: celos, envidia, ¿te sentías inferior, invisible, o eras fanfarrona o intransigente?

- A continuación, apunta cinco o seis situaciones de tu vida adulta que recuerdes que te hayan alterado, con parejas, trabajo, amigos, familia...

- Y escribe las emociones que se activaron en cada una de ellas. Anota también lo que sientes ahora, por ejemplo, con respecto a los bienes materiales, si los deseas o sientes indiferencia, o si te invade la impaciencia hasta que nos los tienes o la tristeza cuando los pierdes, o la envidia si otros los tienen y tú no.

- A continuación, fíjate en qué emociones han ido saliendo, sobre todo en las negativas, en las que te han hecho sentir mal. Probablemente veas que algunas aparecen con más frecuencia, que predominan, e incluso puede que establezcan un patrón emocional que se va repitiendo. Identifícalo.

- Ahora vamos a empezar a mirar esas emociones negativas como a un enemigo que se come nuestra energía, que no nos deja brillar, que no permite que nuestra esencia salga a relucir con todos sus dones. Vamos a ver estas emociones como unos «bichos» que nos sorben la energía. Si se activa el «bicho» de los celos, por ejemplo, dejaremos de ver la cosas con perspectiva y nos desvitalizaremos, pues esa emoción se dedicará a chupar toda nuestra energía. Así que tenemos que darle «una patada en el culo».

Cómo desembarazarse del patrón negativo

¿Cómo podemos hacerlo? Te daré algunas claves muy útiles:

- Evita las situaciones que lo producen, sé práctica y no te metas en la boca del lobo.

- Es importante vigilar los pensamientos y sentimientos, y detectar cuándo te has quedado encallada en uno de ellos.

- Cuando lo identifiques, mira el problema de forma más relativa, sin tomártelo tan en serio, para que no ejerza sobre ti ese dominio tan fuerte y apremiante, pues de lo contrario puede crearse un círculo vicioso alrededor de ese pensamiento que consumirá toda tu energía, te dejará agotada y encima no habrás resuelto nada. Si seguimos por el camino de torturarnos con los mismos pensamientos, nos convertimos en víctimas de nuestro propio «rollo mental» y dejamos de ser creativas, de vivir el instante y de conectar con nuestro potencial. O sea, dejamos de brillar, y eso no es lo que queremos, ¿verdad?

- Cada vez que te sobrevenga un pensamiento o una emoción negativos vas a intentar dejarlos pasar, de manera que poco a poco irán perdiendo intensidad y podrás valorar mejor lo que te conviene, e incluso tomar decisiones para cambiar algún aspecto de tu vida. Al principio es difícil, pues estamos habituadas a un modo de pensar y de sentir, y llevamos años tiranizadas por nuestras tendencias emocionales y creencias.

- Por último, siempre debes estar atenta a tus palabras. Procura usarlas de manera constructiva y positiva, tanto para lo que dices sobre ti como sobre los demás y sobre los fenómenos que te rodean.

Una buena forma de evitar que te atrape la emoción negativa es:

1. Identifícala rápidamente cuando asoma.
2. Decide que no dejarás que se apodere de tu pensamiento.
3. Ponte a actuar en algo que te distraiga, que atraiga toda tu atención, por ejemplo, hacer ejercicio, cantar, bailar o respirar conscientemente y con toda la atención en el cuerpo.

Soltar el lastre

Esto podemos aplicarlo también a los conflictos emocionales que arrastramos del pasado. Soltar energéticamente los resentimientos, los miedos, las tristezas o las culpas del pasado ayuda mucho a vivir con plenitud. Por el contrario, si no lo hacemos se van agravando a medida que envejecemos y nos llevan a la rigidez, al agarrotamiento y a la enfermedad, porque la juventud no es sólo la ausencia de enfermedad, sino también la ausencia de ese esfuerzo agotador de arrastrar las cargas del pasado. Nos podemos ir de este mundo mañana mismo, y es mejor hacerlo sin dejar asuntos pendientes con nadie. Este pensamiento es muy liberador, porque los rencores y los problemas encerrados son grandes pesos y nos dificultan conseguir la libertad y la paz interior que anhelamos. Así que cerremos los temas, hablemos con quien tengamos que hablar y hagámoslo con el corazón en la mano y el perdón y la humildad en la mente.

Si conectamos con nuestro corazón, con nuestra esencia, superando y dominando nuestras emociones, seremos libres y podremos escuchar y sentir a nuestro sabio interior. Éste emanará en forma de alegría y de amor, de gran energía vital. Nos sentiremos cada vez más vibrantes y radiantes. A medida que nos liberamos de las cargas del pasado y los conflictos del presente, nuestra luz interna se proyectará también hacia fuera.

Ser más ecuánimes

Este amor o esta sensación interna que empieza a emerger cuando somos más libres, cuando somos más nosotras, cuando somos más auténticamente nosotras, surge en forma de una mirada más abierta hacia la vida, como si todo fuera más cercano, como si distinguiéramos menos entre el mundo y yo, entre el otro y yo. Es como si de manera natural compartiéramos más las alegrías y las penas de los demás. No se trata de ir por ahí sonriendo y abriéndole los brazos a todo el mundo (eso es muy naif), sino de una sensación que se produce espontáneamente cuando retiramos la basurita emocional y sin darnos cuenta empezamos a estar en el mundo de otra forma, sin juzgar tanto, compartiendo más y con más confianza, menos sometidas a la dualidad del me gusta/no me gusta. Y empiezan a emerger actitudes que, convenientemente cultivadas, hacen que cada vez crezcamos más, como las siguientes:

- **Generosidad**: descubrimos que compartir lo que sabemos y lo que tenemos con los demás es fuente de alegría y de energía.

- **Paciencia**: comprendemos que todos estamos aquí intentando aprender y que cada uno hace lo que puede, y decidimos no juzgar ni presuponer.

- **Sinceridad**: cada vez se hace más difícil mentir; conectar con la verdad es muy liberador, pues entre otras cosas nos libera de creencias y hábitos y nos abre a nuevos horizontes.

- **Buen humor**: nos damos cuenta de que enfadándonos perdemos energía, así que aprendemos a relativizar y reírnos de nosotras mismas y de nuestros defectos o equivocaciones.

- **Fortaleza interior**: cada vez nos sentimos más fuertes, pues emerge un coraje basado en la confianza que ayuda a expulsar los miedos.

- **Flexibilidad**: la verdad es una, pero puede interpretarse de muchísimas maneras, así que aprendemos a ser flexibles.

- **Esfuerzo**: cada vez tenemos menos pereza y más ganas de esforzarnos para mejorar, y nos invade la convicción de que ésta es la actitud que debemos tener en la vida.

- **Curiosidad**: el adormecimiento y la apatía van desapareciendo, porque no tiene sentido vivir adormecido cuando la vida es un aprendizaje tan interesante.

- **Humildad**: tenemos claro que siempre podemos aprender y mejorar, que estamos en el camino, como todos, y nadie es mejor que nadie.

- **Perdón**: una vez que comprendemos que todos estamos en el mismo camino y que todos nos equivocamos, se nos hace más fácil el perdón y el resolver los asuntos pendientes con amigos, familiares, exparejas, hijos, padres, etc. El perdón libera al que perdona y al perdonado.

- **Agradecimiento**: nos sentimos felices con lo que tenemos y agradecemos incluso las dificultades que aparecen y que nos hacen mejorar; nos levantamos contentas, dando gracias por lo que somos, por lo que nos rodea y por lo que nos va a pasar ese día, que viviremos de la mejor forma posible, con la mayor alegría posible, con la mayor pasión posible. El agradecimiento es una de las claves para vivir en paz.

Vivir alineada con una misma, conectada con una misma, satisfaciendo las necesidades de nuestra alma, de nuestra esencia, es fuente de salud y de bienestar interno, y no hacerlo es fuente de enfermedad y malestar. De hecho, muchas enfermedades se desarrollan justamente por negar lo que somos.

Además, como estás alimentando tu cuerpo de forma adecuada, que es una gran ayuda para fomentar las cualidades que hay en ti y los pensamientos positivos, estás ayudando a la vez a estar alerta para expulsar todo lo negativo, «rollífero» y oscuro que quiera aparecer.

Mantente siempre atenta y ¡verás los resultados!

Menús y recetas

Menú semanal

Éste es un menú semanal, tu guía para empezar, en el que obviamente siempre puedes introducir las variantes que quieras en función de lo que te guste más, de la temporada del año o del efecto que quieras conseguir. A continuación del menú encontrarás la mayoría de las recetas que aparecen en éste. En www.sienteteradiante.com/el-recetario-que-responde-a-tus-preguntas verás un ejemplo del recetario en vídeo que te ayudará durante el proceso de aprendizaje.

Día 1

Desayuno
Copos finos de avena con frutos secos; podemos tostar nueces, almendras, algunas semillas. Acompañar con un té al gusto (té verde, negro, breakfast tea..., si queremos despejarnos, o un té mu, si queremos energizarnos, o un té de tres años sin teína para armonizarnos, o una infusión) o un café de cereales.

Almuerzo
Quinoa con verduras, estofado de lentejas, verduras al vapor aliñadas con salsa de miso y aceite de sésamo tostado.

Cena
Crema de zanahoria; tofu macerado, acompañado de unas judías verdes salteadas o brócoli al vapor, aliñados con vinagreta de umeboshi.

Día 2

Desayuno
Copos finos de avena (repetiremos el desayuno del día anterior, porque habremos cocinado suficientes copos para dos días). Té al gusto o café de cereales.

Almuerzo
Arroz integral y azukis con calabaza, bien condimentados con aceite de sésamo o gomasio, perejil fresco picado y unas semillas tostadas. Acompañado de un wok de verduras.

Cena

Sopa de verduras; pescado blanco (calamar o sepia) a la plancha, con verduras hervidas en ensalada con vinagreta de umeboshi y aceite de oliva (o vinagreta al gusto, utilizando los buenos aceites que ya tenemos en nuestra despensa, el shoyu o el tamari, el limón, el vinagre de arroz o el vinagre de umeboshi).

Día 3

Desayuno

Pan integral de levadura madre del cereal que más nos convenga, con tomate rallado y aliñado con sal y aceite de oliva virgen extra, y bonito en aceite de oliva (escurrir bien el aceite). Beber un té de tres años o un café de cereales. (Los tés para acompañar el desayuno escogerlos al gusto.)

Almuerzo

Pastel de mijo y verduras; legumbre al gusto (ya hemos comido lentejas y azukis, podemos hacer unos garbanzos: el mijo y los garbanzos combinan muy bien); ensalada variada con vinagreta al gusto (siempre que estemos con energía y no tengamos el vientre hinchado, en cuyo caso escogeremos una receta de verdura al vapor y una salsa digestiva que incorpore umeboshi o miso).

Cena

Sopa de quinoa y rape; verdura verde salteada y condimentada con semillas y salsa al gusto.

Día 4

Desayuno
Crema de quinoa (tomar la versión dulce o salada, según convenga). Té al gusto o café de cereales.

Almuerzo
Salteado de pasta con verduras; pescado blanco o azul a la plancha, al vapor o al horno; algo de verdura verde, bien aliñada con los condimentos que hemos mencionado para acompañar el pescado.

Cena
Sopa de sarraceno y verduras de raíz; seitán con cebolla acompañado de un poco de verdura salteada (judía verde y cebolla, calabacín y cebolla, etc.).

Día 5

Desayuno
Repetimos la crema del desayuno del día anterior.

Almuerzo
Arroz con mejillones; seitán con cebolla acompañado de una pequeña ensalada al gusto, aliñada con una salsa que incluya un poco de limón o de vinagre de umeboshi.

Cena
Pastel de polenta con verduras; tofu macerado a la plancha.

Día 6

Desayuno

Muesli de cereales tostados con frutos secos hidratado con leche de avena o de arroz, o con un zumo de uva roja. Té al gusto o café de cereales.

Almuerzo

Trigo sarraceno con alcachofas (si hace calor, ensalada veraniega de quinoa; las recetas han de adaptarse en función de la temporada. Estofado de lentejas (si es verano, lentejas en ensalada); verduras al vapor aliñadas al gusto.

Cena

Crema de calabaza; pescado blanco a la plancha, al vapor o al horno, acompañado de verdura verde al vapor o salteada, aliñada al gusto.

Día 7

Desayuno

Pan integral de levadura madre, con mermelada sin azúcar añadida; o si te apetece salado, con partes vegetales, con tomate rallado y anchoas, con salmón ahumado (salvaje), con tofu a la plancha, con salchichas de tofu, etc. Té al gusto o café de cereales.

Almuerzo

Fideos a la cazuela con frutos de mar, acompañado de una ensalada que incorpore mucho verde, aliñada al gusto.

Cena

Caldo depurativo de verduras con un poquito de quinoa hervida; estofado de verduras con setas y tofu o seitán a la plancha.

Copos finos de avena

Ingredientes
- 1 taza de copos finos de avena biológicos
- 4 tazas de agua mineral
- Pasas ecológicas, orejones biológicos cortados finamente, canela en rama y piel de limón (opcional)
- Un trozo de alga kombu
- Una pizca de sal marina o una ciruela umeboshi

Se prepara así:
Hervir durante 10 minutos, tapado y a fuego suave. Remover de vez en cuando.
Servir con semillas tostadas de girasol, calabaza o sésamo y frutos secos biológicos tostados o deshidratados (almendra, piñón, nuez o avellana).

Sobre esta receta, es interesante que sepas:
Se trata de un plato ligero, reconfortante y fácil de digerir; lubrica el cuerpo y lo nutre, calma las emociones y aporta resistencia.
Estas cremas para el desayuno duran hasta tres días en la nevera. Te recomiendo cocinarla por la noche, mientras haces la cena, y dejarla preparada para la mañana siguiente (si es verano, mejor dejarla en la nevera). Puedes guardar lo que te sobre en un bote de cristal, así tienes para dos días más. Si se ha espesado, puedes añadir un poco de agua y calentarlo.
La crema de avena combinada, por ejemplo, con calabaza o

zanahoria es una excelente merienda para los bebés cuando empezamos a incorporarles alimentos sólidos, a partir de los seis o siete meses. Es ideal porque les nutre, les llena y les relaja. Cuando queramos incorporar la proteína podemos añadirle tofu, e incluso unas semillas de sésamo, que también les aporta calcio.

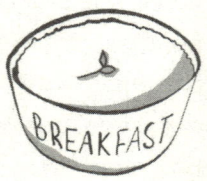

Pastel de polenta

Ingredientes
- 1 cebolla en medias lunas
- 1 tofu en cubitos
- 1 taza de polenta (sémola de maíz)
- ½ taza de setas en láminas
- 4 tazas de agua mineral
- 2 cdas. de shoyu
- 1 cda. de aceite de sésamo de primera presión en frío
- Sal marina
- Agua mineral

Se prepara así:
Saltear la cebolla con aceite y sal hasta que esté dorada. Añadir las setas, unas gotas de shoyu y rehogar hasta que se haya evaporado su jugo. Incorporar el tofu, sazonar con shoyu, mezclar bien y reservar. Poner el agua a hervir con dos pizcas de sal. Cuando hierva, añadir la polenta en forma de lluvia y remover constantemente durante 10 minutos. Verter las verduras salteadas y mezclar bien con la polenta. Inmediatamente, pasar a un molde humedecido y dejar enfriar por completo antes de cortar. Servir frío, o calentar al horno o en la sartén.

Sobre esta receta, es interesante que sepas:
Es un plato refrescante, depurativo y ligero, ideal para estaciones cálidas (verano y principios de otoño). Limpia la sangre, reconforta el corazón y regula la digestión.

Ensalada veraniega con quinoa

Ingredientes
- 1 taza de quinoa
- 8 rabanitos (cortados en cuartos)
- 2 zanahorias (ralladas, con una pizca de sal y rociadas con unas gotas de zumo de limón)
- 1 pepino (pelado y cortado en dados)
- 2 tazas de agua mineral o zumo de zanahoria
- 2 cdas. de pasas
- Vinagre de umeboshi, 1 cdta. de ralladura de limón ecológico y algunas semillas de calabaza o girasol (tostadas)

Se prepara así:
Lavar bien la quinoa bajo el grifo de agua fría y escurrir. Poner el agua en una cacerola, tapar y llevar a ebullición. Añadir la quinoa, la ralladura de limón y una pizca de sal. Tapar, poner el difusor de calor, bajar el fuego y hervir a fuego lento durante 20-25 minutos. Dejar enfriar en una fuente, antes de mezclar con las verduras. Rociar los rábanos y el pepino con unas gotas de vinagre de umeboshi; mezclar y dejar macerar como mínimo 30 minutos. Preparar el aliño batiendo enérgicamente todos sus ingredientes. Montar la ensalada mezclando todo bien y aliñar.

Sobre esta receta, es interesante que sepas:
Se trata de un plato muy equilibrado, energizante, refrescante, nutritivo, ligero y de fácil digestión; por lo que resulta apropiado para deportistas o embarazadas. Ideal en primavera, verano o en el mes de septiembre.

Trigo sarraceno con alcachofas

Ingredientes
- 1 taza de trigo sarraceno
- 1 taza de cebollas en medias lunas
- 1 taza de alcachofas cortaditas
- 1 taza de zanahorias cortadas en cerillas
- 2 tazas de agua mineral
- 1 hoja de laurel
- 1 cda. de aceite de sésamo o de oliva (opcional)
- Una pizca de sal marina

Se prepara así:
Lavar ligeramente el trigo sarraceno, escurrir bien y tostarlo un poco durante unos minutos en una sartén sin aceite. También se puede hacer sin tostar. Reservar en un plato. Saltear las cebollas en una cazuela con un poco de aceite y una pizca de sal marina durante 10 minutos. Añadir el resto de los ingredientes y remover. Tapar, llevar a ebullición y hervir a fuego lento durante unos 30 minutos. Remover con cuidado y servir espolvoreado con perejil picado.

Sobre esta receta, es interesante que sepas:
Este plato tiene las propiedades del trigo sarraceno: tonifica los riñones, ayuda la digestión y es energizante. El sabor dulce de la alcachofa lo suaviza y lo hace más depurativo y relajante.

Seitán con cebolla

Ingredientes
- 1 bola de seitán cortada en filetes
- ¼ de taza de aceite de sésamo
- 2 cebollas medianas, cortadas en rodajas y separadas en anillas
- 2 cdas. soperas de perejil picado

Se prepara así:
Pincelar con aceite una sartén grande con tapa, y añadir los filetes, cocinar a fuego medio-alto hasta que estén tostados por ambos lados. Cubrir los filetes tostados con las cebollas, tapar la sartén y reducir el fuego al mínimo. Cocinar hasta que las cebollas estén suaves, aproximadamente unos 10 minutos. Mirar de vez en cuando y tener cuidado de que el seitán no se pegue. Tapar otra vez y seguir cocinando hasta que las cebollas estén traslúcidas y un poco tostadas, aproximadamente unos 8 minutos. Pasar las cebollas a un plato, cubrir con el seitán y decorar con perejil.

Sobre esta receta, es interesante que sepas:
Es un plato proteico, nutritivo y muy adecuado para personas físicamente activas, deportistas y niños en edad de crecimiento. Deben evitarlo las personas que tienen intolerancia al gluten.

Tofu macerado a la plancha

Ingredientes
- 400 g de tofu cortado en filetes
- 2 cdas. ½ de shoyu
- 1 cda. de miso de cebada sin pasteurizar
- 1 diente de ajo, o la cantidad equivalente de jengibre (opcional)
- 1 cda. pequeña de mostaza
- Aceite de sésamo de primera presión en frío

Para decorar
- Semillas de girasol tostadas
- Perejil o cebollino picados

Se prepara así:

Mezclar todos los ingredientes para el macerado y verter sobre el tofu. Dejar macerar como mínimo durante 30 minutos. Poner aceite en una sartén y dorar el tofu por ambos lados. Se puede hacer más simple y rápido sin macerar: dorar el ajo, añadir el perejil y dorar el tofu por ambos lados.

Sobre esta receta, es interesante que sepas:

Tonifica el estómago, los intestinos y el pulmón. Se trata de un plato proteico y fácil de digerir; no engorda y, además, es nutritivo.

El tofu es una excelente fuente de proteínas que no necesita complementarse con otras, por sí solo basta. Es fácil de digerir, refrescante, fluidificante e hidratante.

Tempeh a la plancha

Ingredientes:
- 1 paquete de tempeh (cortado en rodajas o en 4 trozos)
- 5 cm de kombu (cortada en tiras)
- Orégano, aceite de sésamo, salsa de soja (shoyu)
- Mostaza natural (opcional)

Se prepara así:
Poner a hervir el tempeh con la kombu y agua que cubra, un poco de orégano espolvoreado, unas gotas de salsa de soja y un chorrito de aceite. Llevar a ebullición y cocer tapado, a fuego lento, durante 60 minutos o hasta que se haya evaporado toda el agua (a mitad de cocción, dar la vuelta a las rodajas). Cortarlo finito. Pincelar una sartén con aceite y dorar el tempeh durante unos minutos por cada lado. Si quedara demasiado aceitoso, secar sobre papel absorbente. Servir caliente con un poco de mostaza natural.

Sobre esta receta, es interesante que sepas:
Es un plato altamente nutritivo y proteico, tonifica y refuerza el hígado y los intestinos. Bueno para la energía general y renal en particular (función sexual), y también para las funciones mentales.

Tofu teriyaki

Ingredientes
- 1 bloque de 400 g de tofu (aprox.)

Macerado
- ⅓ de taza de shoyu
- 3 cdas. de vinagre de arroz
- 3 cdas. de melaza de arroz
- 1 cda. de zumo de jengibre
- 1 cda. de aceite de girasol o de sésamo
- ⅓ de cda. de mostaza

Decoración
- Semillas de sésamo tostadas y perejil

Se prepara así:

Cortar el tofu en filetes y colocarlo en una fuente plana. Mezclar todos los ingredientes para el macerado y verterlo sobre el tofu. Dejar macerar durante 30 minutos como mínimo. Poner aceite en una sartén y dorar el tofu por ambos lados.

Sobre esta receta, es interesante que sepas:

Si no queda seco, este plato reconstituye la sustancia básica y los fluidos corporales en el estómago, intestino y el pulmón (boca seca, heces secas o piel seca, por ejemplo). Regula el peso corporal.

Estofado de verduras con setas y tofu o seitán

Ingredientes
- 2 zanahorias, 1 chirivía y 2 nabos (en trozos grandes)
- 2 cebollas (en cuartos)
- ½ calabaza (en trozos grandes)
- 1 paquete de tofu (cortado en trozos medianos)
- Setas de temporada
- 1 ramita de romero o de tomillo
- 1 cda. de salsa de soja
- 5 cm de alga kombu (en remojo 15-30 minutos y en tiras)
- Perejil picado
- Aceite de sésamo u oliva
- Sal

Se prepara así:
En una cazuela de hierro colado o de fondo grueso, dorar las cebollas con un poco de aceite y sal durante unos minutos. Añadir el alga kombu, el resto de verduras troceadas, el romero, ½ taza de agua (que cubra ⅓ de las verduras) y una pizca de sal marina. Tapar, llevar a ebullición y cocinar a fuego lento durante 60 minutos. En una sartén con un poco de aceite de oliva, dorar el tofu con unas gotas de salsa de soja, hasta que quede crujiente. Incorporarlo al estofado. Servir caliente con un poco de perejil picado.

Sobre esta receta, es interesante que sepas:
Se trata de un plato proteico y reconstituyente, ideal para deportistas o personas activas o que quieren incrementar su masa muscular. Favorece al hígado en sus funciones.

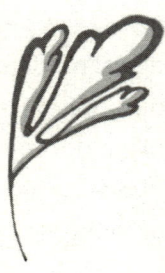

Salsa cremosa al pesto y salsa de setas

Tengo salsas básicas muy ricas para acompañar la pasta, las cuales se pueden utilizar con cualquier tipo de pasta. A partir de aquí puedes improvisar, pero no deben ser salsas pringosas ni pesadas.

Ingredientes

Salsa cremosa al pesto

- ¾ de taza de tofu sedoso que hemos hervido previamente con un poco de agua y tapado, durante 10 minutos
- 1 taza de albahaca fresca
- ¼ de taza de piñones
- 1 cda. sopera de miso blanco
- 2 cdas. soperas de aceite de oliva virgen extra
- Una pizca de sal
- ¼ de cdta. de jengibre picado (opcional)

Salsa de setas

- 2 cebollas picadas
- ½ paquete de tofu sedoso
- 250 g de setas de temporada en láminas
- 2 cdas. soperas de semillas de sésamo tostadas y molidas
- 2 cdas. soperas de shoyu
- 1 cda. sopera de aceite de sésamo
- 3 cdas. soperas de crema de leche de avena
- Una pizca de sal

- Perejil fresco picado
- ¼ cdta. de postre de jengibre picado (opcional)
- Pimienta (opcional)

Se prepara así:

Preparación de la salsa cremosa al pesto

Combinar todos los ingredientes en un bol y mezclar con la batidora eléctrica hasta que quede muy cremoso.

Preparación de la salsa de setas

Pincelar la sartén con el aceite y saltear la cebolla, con una pizca de sal, hasta que esté transparente.

Agregar las setas, una pizca de sal y cocer a fuego medio durante unos 5 minutos. Añadir entonces el jengibre picado, si se desea incluir, cocinar unos minutos más y reservar.

En una olla pequeña, poner el tofu, que herviremos con un fondo de agua durante 10 minutos, para hacerlo más digestivo. Añadir la crema de leche de avena, la salsa de soja, el sésamo molido, el aceite de sésamo y la mitad de las setas que tenemos reservadas.

Batir bien con la batidora eléctrica hasta que quede cremoso y suave. Si es necesario, añadir un poco de agua.

Mezclar con el resto de las setas, añadir el perejil y servir caliente sobre la pasta.

Sobre esta receta, es interesante que sepas:

Estas salsas tienen un efecto relajante, tranquilizan el humor y ayudan a hacer más untuoso y sustancioso el plato. No deben tomarse si se tiene debilidad digestiva.

Vinagreta con umeboshi

Ingredientes
- 2 cdas. soperas de vinagre de umeboshi
- 1 cda. sopera de zumo de limón
- 2 cdas. soperas de aceite de girasol
- 1 cda. sopera de aceite de sésamo
- 1 cda. sopera de melaza de arroz

Se prepara así:
Mezclar todos los ingredientes y batir bien hasta emulsionar. Salsa adecuada para poner sobre el tofu a la plancha, sobre las verduras o sobre el cereal integral.

Sobre esta receta, es interesante que sepas:
La ciruela umeboshi es un alimento ácido y salado que estimula la digestión y activa el metabolismo. Tanto en forma de vinagre como en forma de pasta de ciruela, moviliza las salsas y les da un toque vital y tonificante.

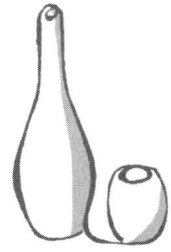

Salsa de miso y aceite de sésamo tostado

Ingredientes
- 1 cda. sopera de miso blanco
- 1 cda. sopera de tahín
- 5 gotas de aceite de sésamo tostado
- 2 hojas de menta fresca (u otra hierba fresca o seca)
- Agua: 1 o 2 cdas. soperas (hasta conseguir la consistencia deseada)

Se prepara así:
Mezclar todos los ingredientes y batir bien hasta emulsionar. Puede complementarse con hierbas aromáticas frescas o secas, o con un poquito de jugo de jengibre. Deliciosa con cereal integral, pasta, legumbres y verduras.

Sobre esta receta, es interesante que sepas:
Las salsas con miso, en general, estimulan la digestión y tonifican el metabolismo.
Si llevan algún ingrediente ácido, pueden favorecer la concentración. Si contienen jengibre, se potencia más el efecto digestivo.
En casos de síntomas de calor interno (sed, picores, insomnio, ansiedad...) hay que evitar este ingrediente. Si la salud es delicada o hay problemas digestivos, prescindir de las salsas que contienen tahín.

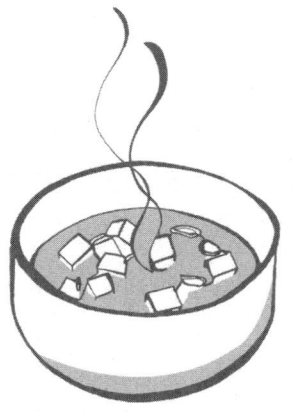

Plato estrella

puchero mágico: estofado en el que «cabe todo» (cereal, proteína, verduras, algas...)

Evitar

alimentos muy acidificantes: productos refinados, lácteos, alimentos grasos (carnes, embutidos, huevos)

....

productos industriales

....

refrescos comerciales

Introducir

nuevos cereales: quinoa, mijo, trigo sarraceno, trigo, avena, maíz, centeno, cebada

....

más proteína vegetal: tofu, tempeh, nato

....

aceites de calidad

....

buenos condimentos

....

bebidas vegetales

Claves

ten siempre a mano algún cereal integral ya cocinado

....

echa un trozo de alga kombu al cocinar los cereales

....

come las proporciones adecuadas de los distintos alimentos

....

combina dos (o tres) verduras distintas cada vez, incluyendo siempre una de raíz

....

evita lo crudo si estás cansada

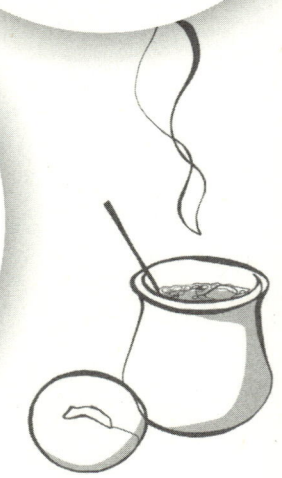

RESUMEN FASE 2

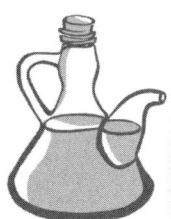

Ejercicio

hazlo de forma regular, te aportará beneficios físicos y psicológicos

aumentarás la conciencia corporal que te ayudará a estar presente

te proporcionará más concentración y claridad mental

cuidado con: sudar en exceso, cansarte en exceso; recuerda el concepto de equilibrio

rehidrátate permanentemente para evitar el «efecto secante»

practica la flexibilidad

Meditación

«más cuerpo y menos mente»: estar presente

desarrolla tu intuición

prepárate adecuadamente para el sueño

Talento

libérate de las emociones negativas: identifícalas y evita las situaciones que las producen

vigila atentamente tus pensamientos y tus palabras

libérate de los lastres del pasado

fomenta las cualidades positivas

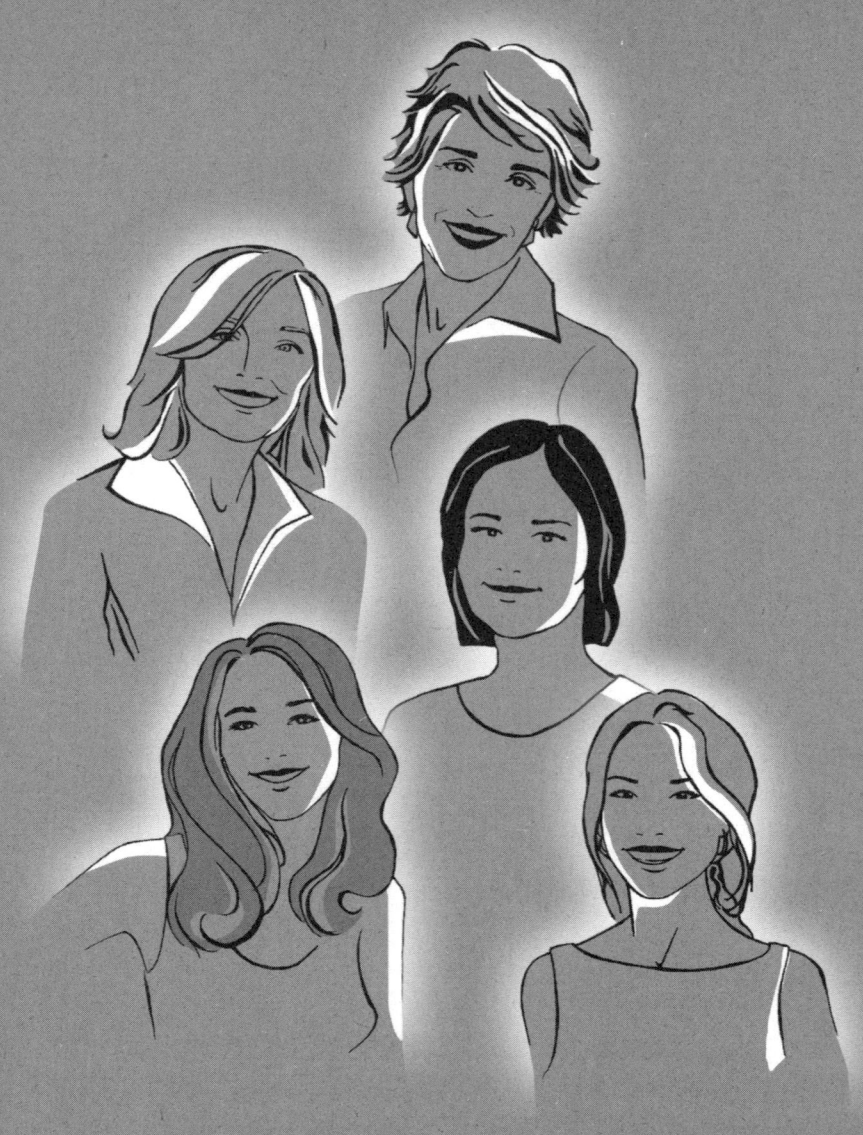

«El coraje no siempre ruge. A veces, es la vocecita al final del día que dice: "Mañana volveré a intentarlo".»
MARY ANN RADMACHER

FASE 3
¡Estás radiante!

- Mantener los buenos hábitos
- La temperatura de los alimentos
- Formas de cocción
- Dales alegría a tus platos: las especias y los condimentos
- Plato estrella de la fase 3: sopa de miso
- Adelgazar
- Limpiar con productos saludables
- Ojo con las pantallas
- Los pechos
- La piel
- Ejercicios para el suelo pélvico
- Con los pies en la tierra
- Meditación. La meditación budista
- Conecta con tu talento
- Menús y recetas

Mantener los buenos hábitos

Llegadas a este punto, se trata de que cada día te sientas un poco más segura y más dueña de tu cuerpo y de tu vida. Y en ese sentido eres tú la que pone los plazos y marca el ritmo, la que decide si ya es suficiente como está o quiere seguir mejorando en algún aspecto.

Estoy segura de que después de las dos primeras fases te encontrarás mucho mejor a todos los niveles: físico, mental, emocional e incluso me atrevo a aventurar que espiritual. Tal vez te haya costado un poco cambiar algunos hábitos alimenticios, aprender a cocinar algunos alimentos nuevos o a fijarte en sus propiedades y ver cómo te afectan. O quizás te haya costado encontrar el momento y las circunstancias para meditar y para integrar esta práctica en tu día a día. O tal vez lo más difícil siga siendo gestionar las emociones y evitar que te lleven de aquí para allá y te desmonten la vida. En cualquier caso, si has seguido las dos primeras fases y has superado las dudas y las dificultades que hayan podido aparecer, a esta altura seguro que disfrutas de un mayor bienestar general y de una mayor claridad mental para afrontar cualquier problema que te salga al paso.

Ahora debes decidir si quieres seguir adelante. No es obligado, pues esto no es una dieta al uso, sino un camino de mejora personal en el que cada una avanza a su ritmo y en función de sus necesidades y sus circunstancias. Lo importante, como te digo, no es alcanzar un resultado concreto, sino sentir que estás en el camino y mejoras un poco cada día. Eso sí, si decides seguir, te garantizo que encontrarás una buena cantidad de explicaciones, pistas y sugerencias para mejorar tu salud y sentirte cada vez más radiante. Porque en esta tercera fase veremos cómo abordar mediante la alimentación, el ejercicio y otras actividades una serie de problemáticas muy habituales en la vida de las mujeres, especialmente a partir de una cierta edad, y a las que no siempre la sociedad actual presta la atención adecuada. Me refiero, por ejemplo, al cuidado de los pechos, a la acumulación de grasa en determinadas partes del cuerpo y cómo eliminarla, a la menopausia y sus síntomas, a los ejercicios de suelo pélvico para evitar las pérdidas de orina y mejorar tu sexualidad, etc. Es decir, una serie de aspectos que, bien trabajados, reforzarán la seguridad en ti misma y harán que te sientas realmente radiante.

Aunque llegado este punto supongo que ya te habrás dado cuenta, quiero insistirte en que la dieta que te he ido proponiendo a lo largo del libro no es algo temporal para perder peso, como la mayoría de dietas.

Se trata, en realidad, de un cambio de hábitos para mejorar tu salud y tu bienestar y, por lo tanto, no necesitas otra forma de mantenimiento que continuar adelante con los nuevos hábitos, es decir, seguir evitando los alimentos que has suprimido de tu dieta, seguir utilizando los nuevos alimentos que has introducido, seguir respirando bien, seguir meditando, seguir haciendo ejercicio de forma moderada e hidratándote mucho, etc.

Si vuelves al café y a la carne, a la sal y al azúcar, a los lácteos y a los fritos, a las conservas y a los transgénicos, de nada servirá todo lo que has hecho y volverás a estar en la casilla de salida. El único mantenimiento que requiere esta dieta es, valga la redundancia, mantener para siempre los nuevos hábitos incorporados a tu vida.

Una alimentación con intención puede prevenir o ayudar a curar enfermedades, pero para eso es necesario que te conozcas (que adquieras conciencia de tu cuerpo y sus necesidades en cada momento) y estar informada de las propiedades de los diferentes alimentos. En esa dirección vamos a avanzar en esta tercera fase.

La temperatura de los alimentos

- En la **primera fase** vimos que existen alimentos **expansivos** y **contractivos**, y los efectos que tiene consumir unos y otros sobre nuestro estado físico y emocional. Para lograr un estado de salud y bienestar permanentes, te propuse empezar a eliminar los más expansivos y los más contractivos, pues el cuerpo siempre busca el equilibrio, y si tiene que ir de un extremo a otro no para de trabajar y se desgasta. Fue allí, como recordarás, donde empezamos a sustituir una serie de alimentos extremos por otros más centrados y saludables.
- En la **segunda fase** vimos que el cuerpo necesita mantener un equilibrio entre **acidez** y **alcalinidad** (lo que se llama el pH), y que algunos alimentos producen más acidez, nos alcalinizan, lo que nos permite —conociendo las propiedades de cada uno— incidir en esos niveles de alcalinidad y acidez de la sangre y los tejidos y, en consecuencia, en el equilibrio de nuestro organismo.
- En esta última fase vamos a hablar de una tercera propiedad energética de los alimentos: la temperatura. Vamos a ver las **características termales** de los diferentes alimentos y cómo pueden afectar a nuestro bienestar.

Los alimentos se clasifican en calientes, tibios, neutros, frescos o fríos en función del efecto que tienen sobre la temperatura corporal (lo verás al detalle en las tablas que te muestro en las próximas páginas). Los alimentos más calientes aumentan la actividad metabólica del organismo o de la zona sobre la que tienen capacidad de actuar, mientras que los alimentos fríos la enlentecen. En general, los alimentos considerados fríos sedan la energía digestiva y hacen que la digestión sea más lenta; o sea que para que ésta funcione bien son más adecuados los alimentos calientes.

Si te encuentras cansada, con la energía baja o con mal cuerpo en general, es mucho mejor tomar alimentos calientes, tibios o neutros. Y al contrario: si tienes síntomas de exceso de calor, como picores, cara roja, estados de ansiedad, irritación, insomnio, sofocos o sudoración, entonces debes tomar más alimentos frescos o fríos. Siempre, como ves, buscamos el equilibrio del organismo para desgastarlo lo menos posible.

En líneas generales, los alimentos crudos son más frescos o fríos que los alimentos cocinados, pues los segundos reciben calor mediante la cocción. Cuanto más larga es la cocción y más fuego le aportamos al alimento, más caliente se vuelve.

A continuación verás en dos tablas un listado de alimentos clasificados según su capacidad energética, es decir, calientes, tibios, neutros, frescos y fríos. Te aconsejo que le hagas una fotocopia y durante un tiempo la cuelgues en algún lugar visible de la cocina, o bien que tengas muy a mano el libro para consultarlo antes de decidir los menús o los platos que vas a preparar.

EL MÉTODO. FASE 3: ¡ESTÁS RADIANTE!

Alimentos Calientes

- Ajo crudo
- Alcohol
- Canela
- Cayena
- Cebolla cruda
- Clavo de olor
- Jengibre fresco y seco
- Pimienta fresca
- Pimienta verde
- Semilla de hinojo

Alimentos Tibios

- Ajo cocinado
- Albaricoque
- Anchoa
- Arroz dulce
- Avena
- Bacalao
- Calabaza
- Cebolla cocinada
- Cereza
- Cordero
- Coriandro
- Gamba
- Ginseng
- Hinojo
- Mantequilla
- Mejillón
- Melocotón
- Mijo
- Nuez
- Piel de mandarina
- Piñón
- Pollo
- Puerro
- Queso parmesano
- Romero
- Trigo sarraceno
- Vaca
- Zanahoria

Alimentos Neutros

- Aceituna
- Alfalfa
- Anguila
- Arenque
- Arroz integral
- Azafrán
- Azuki
- Buey
- Caballa
- Cerdo
- Col
- Col china
- Coliflor
- Espelta
- Guisante
- Haba
- Hojas de rábano
- Huevo
- Jabalí
- Maíz
- Ostra
- Papaya
- Patata
- Pato
- Pescado blanco
- Raíz del lotus
- Regaliz
- Sal marina
- Sardina
- Sepia
- Soja amarilla
- Soja negra
- Uva

¡SIÉNTETE RADIANTE!

Alimentos Frescos		**Alimentos Fríos**
· Alga wakame · Ancas de rana · Apio · Berenjena · Berro · Cebada · Cebada perlada · Cerveza de trigo · Conejo · Diente de león · Espinaca · Germen de trigo · Hígado de cordero · Leche de soja · Leche de vaca · Lechuga · Limón · Mandarina · Manzana · Manzanilla · Menta · Mora de zarza · Naranja · Pepino · Pera · *Pickles* · Pomelo · Quesos no salados · Rabanito · Remolacha	· Semillas de girasol · Setas · Soja verde · Té negro · Té verde · Tofu y otros derivados de la soja · Tomate · Trigo	· Alga nori · Algas en general · Almeja · Cangrejo · Espárrago · Frambuesa · Mango · Mora de árbol · Plátano · Pulpo · Sandía · Setas (algunas) · Soja verde germinada · Vieira

Formas de cocción

Sobre las formas de cocinar, lo más importante es que sepas que según el estilo de cocción que utilices con un alimento puedes ejercer una influencia u otra sobre su energía y sobre el efecto que causará en tu cuerpo. Hay formas de cocción que son muy contractivas, es decir, que introducen mucho calor en el alimento, por ejemplo, freír el alimento en aceite durante largo tiempo. A continuación vendría el horno, pues hornear un alimento es también una forma muy contractiva de cocinar. Luego tendríamos el frito normal, el frito en sartén, la plancha y el salteado largo. Formas menos contractivas serían el salteado ligero, el hervido, el vapor y el salteado sin tapa moviendo, o sea, la cocción en el wok. Luego vendría el escaldado sin tapa, que sería más expansivo, porque la energía va más hacia fuera, se reparte más y no queda tan concentrada en el alimento.

Otra manera que podemos considerar para cocinar es la **presión** (y con esto no me refiero a la olla a presión). Por ejemplo, si tenemos una lechuga, que se toma cruda y no aporta calor al sistema digestivo, sino más bien al contrario, una forma de hacerla más digestiva sería poniéndola en un plato o en un bol y cubrirla con otro plato o una tapa que ejerza presión sobre ella. Al cabo de un rato esa lechuga habrá perdido líquido y no será tan expansiva. Podríamos considerar esto como una forma de cocción ligera. Otra sería **marinar** (el pescado, el tofu y otros alimentos) con salsas a base de soja, aceite, hierbas, etcétera; o conservar verduras **fermentadas con sal** (los *pickles*). Por último, una forma de cocción muy suave sería la **germinación**, que consiste en germinar semillas de rabanito, de alfalfa, de rúcula, etc., que son muy nutritivas.

También quisiera hablarte del **vapor**. Podemos cocinar en una olla poniendo un colador de malla fina que se adapte al tamaño de la boca de la olla y luego cubrir con la tapa, o bien utilizar unos cestitos de acero inoxidable que se utilizan expresamente para cocinar al vapor. Cuando cocinamos de este modo la verdura debe quedar crocante, o sea, hecha pero no pasada. Cuando apaguemos el fuego tenemos que destapar rápidamente y servirla, pues se puede pasar. Si no queremos que esté caliente, podemos dejarla un momento bajo el agua fría para que no siga absorbiendo calor.

Como sabes, uno de los métodos más habituales y sencillos de cocinar es **hervir**. Para hervir verduras no hace falta cubrirlas totalmente de agua, basta con poner unos cuantos centímetros de líquido, según la cantidad de verdura que hagamos. Para el arroz y el resto de cereales, guíate por las indicaciones que encuentres en el envase, pues cada uno necesita una proporción determinada de agua y un tiempo de cocción.

Las verduras de hoja verde es mejor escaldarlas. Para eso, ponemos a hervir dos dedos de agua y cuando esté en ebullición sumergimos las hojas unos segundos y las sacamos. Con esto es suficiente. También podemos cocinar así las raíces si las cortamos en rodajas muy finas, aunque dejándolas un poco más de tiempo, según la verdura. El **escaldado** es una forma de que la verdura nos quede con todo su color y todas sus vitaminas.

Otra cosa que podemos hacer con las verduras después de hervirlas es saltearlas con un poco de aceite, lo que se conoce como **rehogar**. Este tipo de cocción doble es interesante para las verduras de hoja como las acelgas, las espinacas y la col, que de esta forma quedan más suaves.

Hay otro estilo de hervido que es muy adecuado para cuando tenemos que recuperar energía y tenemos sensación de frío. Para el **«nishime»** (nombre que le da la macrobiótica a este estofado) cortamos las verduras en trozos grandes (la cebolla en cuartos, la calabaza en dados grandes, la coliflor y el brócoli en flores, etc.), las ponemos con un fondo de agua, tapamos y las cocemos durante un tiempo largo a fuego bajo. Luego las servimos con su jugo y las condimentamos con shoyu y un toque de jengibre. De esta manera hacemos una especie de estofado cálido sólo de verduras, lo cual, como digo, está muy bien para cuando necesitamos más vitalidad.

Hay otro tipo de hervido que requiere menos tiempo que éste y que en macrobiótica llaman **«nituke»**. Primero salteamos las verduras cortadas finamente con muy poco aceite durante 5 minutos y luego las tapamos y las dejamos a fuego lento durante 20 minutos, añadiendo un poco de agua de vez en cuando y removiendo para que no se peguen. Si las verduras son blanditas podemos no poner agua y dejar que se cuezan en su propio jugo. Al final ponemos un poco de salsa de soja.

También tenemos los **salteados**, que es una cocción ligera que deja la verdura rica y crocante. Podemos saltear todas las verduras: las blandas, las de hoja, los brotes, los germinados, las raíces cortadas finitas, etc. Primero las cortamos en rodajas finas o palillos, o incluso virutas, pincelamos la sartén con un poco de aceite de sésamo y añadimos las verduras. Salteamos unos minutos a fuego medio removiendo de vez en cuando, y luego la dejamos unos minutos más a fuego bajo, hasta que la verdura esté crocante. Finalmente añadimos sal o, mejor, salsa de soja, al gusto. Para saltear podemos usar la sartén o el wok, como hacen los orientales. En el wok se saltea con calor fuerte y removiendo sin cesar.

El **horneado** es una forma de cocción que incorpora mucho calor al alimento; por eso la utilizaremos más en invierno. Es común cocinar al horno calabaza, zanahoria y verduras enteras. Al cocinar de esta forma, la verdura absorbe energía de manera muy uniforme y resulta muy tónica para la digestión.

Además tenemos la **olla a presión**, que usaremos para los cereales más duros, la cebada, la avena y las legumbres, pero nunca para las verduras. Puedes hacerlo si tienes mucha prisa, pero en ese caso corta las verduras en trozos grandes, o enteras si son pequeñas, y no las cuezas más de cinco minutos. En cualquier caso, la olla a presión no es por lo general la mejor opción para las verduras.

En cuanto a los **fritos**, ya te he aconsejado en varias partes del libro que los evites, pues suelen deteriorar la calidad nutritiva del alimento y pueden tener tendencia a producir inflamaciones y otros síntomas de calor en el cuerpo. En cualquier caso, si quieres hacerlo procura no sumergir las verduras en aceite y emplea uno que sea adecuado para freír, como el de coco.

Puedes salar con sal o con salsa de soja.

> **TRUCO**
> Cuando cocines al vapor, al horno, en la olla a presión o en la sartén, por lo general debes echar el condimento salado al principio. En el hervido largo u otras formas de cocción puedes añadir un poco de salsa de soja unos minutos antes de acabar o bien condimentar al final con un aliño.

UTENSILIOS INDISPENSABLES EN LA COCINA

Es muy importante cocinar con los utensilios adecuados. No tiene mucho sentido preocuparnos de que los alimentos sean orgánicos, estudiar los efectos de cada uno sobre el organismo y cocinar con conciencia y propósito si luego cocinamos con utensilios que desprenden metales pesados o adherentes tóxicos.

Tenemos que procurar que los utensilios (sartenes, ollas, espátulas, etc.) sean de materiales naturales de modo que no alteren el alimento. Son ideales, por ejemplo, los de madera, los de cerámica, los de hierro forjado y los de acero inoxidable. Por el contrario, no son aconsejables los que contienen plásticos, teflón y antiadherentes similares y aluminio. Están de moda los utensilios de silicona, pero yo no tengo experiencia con ellos y, por lo tanto, no puedo aconsejar al respecto.

Nos hará falta una **madera** para cortar la verdura y otra para cortar el pescado; varios **coladores** de acero inoxidable con distintas medidas de maya, al menos una finita y otra mediana; si tenemos cocina de gas, un **difusor de calor** para poner el fuego al mínimo y que reparta bien el calor; un **rallador**; **cuchillos**, uno ancho para las verduras y varios estrechos de acero inoxidable o de cerámica; un pincel para el aceite, ideal para no utilizar mucho aceite cuando queremos saltear; una olla a presión; al menos tres ollas de distintos tamaños y de los materiales que he mencionado antes; **sartenes** de tres tamaños diferentes; un **wok** para saltear las verduras o la pasta con verduras; una **plancha** para los pescados, el tofu, el seitán y el tempeh; un **cestillo** para cocinar al vapor; **tapas** para las ollas y las sartenes; un **cepillo** para limpiar las verduras; utensilios tipo **cuchara** y **espátula** de madera (mejor que de acero inoxidable, para no rayar), y un suribachi (mortero con estrías) para moler semillas de sésamo y preparar salsas.

Vamos a evitar usar sartenes, ollas y planchas que incorporen recubrimientos antiadherentes que puedan resultar tóxicos. Es mejor trabajar con hierro, cerámica o acero inoxidable. Hay marcas y distribuidores especializados que pueden informarte sobre los productos que hay en el mercado. En www.sienteteradiante.com/tienda/utensilios intentaremos mantenerte al dia sobre ellos.

Para guardar los alimentos en la nevera es mejor utilizar recipientes de **cristal** con tapa (también podemos taparlo con film plástico sin que toque el alimento). No vamos a usar para nada papel de aluminio, porque pasamos al cuerpo metales pesados tóxicos. Sobre todo, no cocinéis en *papillote* con aluminio ni envolváis nada caliente en dicho papel.

TRUCO

Si tenéis *tuppers* o recipientes de plástico y queréis seguir utilizándolos, nunca metáis nada caliente para evitar que suelte tóxicos y se queden en los alimentos.

Dales alegría a tus platos: las especias y los condimentos

Como te vengo repitiendo desde el principio, comer sano no está reñido con la diversión en la cocina y la variedad en el paladar. Una de las formas más creativas y estimulantes de lograr esa variedad consiste en utilizar la amplia gama de especias y condimentos que tenemos a nuestro alcance, tanto de producción local como las de cualquier rincón del mundo. En las diferentes recetas te voy indicando qué especias y condimentos son más adecuados para cada plato, aunque lo ideal es que sobre esa base vayas experimentando con los que más te gusten y los que te aporten el efecto que deseas en cada momento.

Ya hemos visto los aceites, los vinagres, las salsas de soja y otros condimentos como el gomasio, el goma-wakame, los copos de nori, los polvos de algas, etcétera. También podemos alegrar nuestros platos con especias autóctonas y saludables como el tomillo, el orégano, el laurel, el eneldo, el azafrán, el romero, etc. Asimismo podemos condimentar con lavanda, salvia, albahaca y muchas otras plantas habituales en nuestro entorno. Además de aromatizar los platos, muchas de estas especias tienen otros efectos añadidos que son positivos para el organismo. Por ejemplo, el comino, el cardamomo, el anís y el laurel favorecen la digestión y evitan la producción de gases, entre otras cosas.

No obstante, tenemos que tener cuidado con algunas especias extremadamente picantes y expansivas. Los alimentos muy picantes nos producen síntomas de exceso de calor y nos secan por dentro, es decir, secan los tejidos. Además, al ser expansivos, mandan la energía hacia fuera, hacen que los poros se abran y que tengamos más tendencia a sudar, lo cual nos seca más todavía. Esto no es adecuado para las mujeres a partir de los 35 años, cuando empezamos a tener síntomas de deficiencia de sustancia. Las que están en esta fase o entran ahora en ella, o en la fase más avanzada de la premenopausia, no deberían tomar alimentos de este tipo, porque favorecen la aparición de sofocos, sudor, irritabilidad, ansiedad, insomnio o sueño intermitente, etcétera.

Los sabores fundamentales

Jugar con las especias y los condimentos es jugar con los sabores de los platos. Hay cinco sabores fundamentales: el dulce, el salado, el ácido, el amargo y el picante. Los sabores dulce y picante canalizan la energía hacia arriba y hacia fuera del cuerpo; mientras que los sabores salado, ácido y amargo la llevan hacia abajo y hacia dentro. Todos ellos deben estar presentes en nuestra dieta guardando un cierto equilibrio, pero debe predominar el **sabor dulce**, pues ayuda a darles sustancia a los tejidos y a hidratar y lubricar el organismo, por lo que es muy bueno para ir regenerándonos.

- Hay un tipo de dulce, como ya hemos comentado, que no nos conviene nada; es el que proviene de los azúcares refinados y los endulzantes más comunes, porque consumen las reservas de minerales, desgastan el sistema nervioso, nos cansan, etc. El dulce «bueno», el que realmente nos fortalece y nos tonifica, lo encontramos en los cereales integrales, las verduras (remolacha, calabaza, zanahoria, nabo, acelga, berenjena, lechuga, patata, apio, pepino, etc.), los frutos secos, las semillas y las legumbres en forma de carbohidratos complejos; también en las frutas, aunque en este caso sirven más para hidratar y drenar que para fortalecer. Como condimentos endulzantes tenemos las melazas (de arroz, maíz, cebada, quinoa o avena), el amasake o la estevia.

- El **sabor picante** también es expansivo, por eso decíamos antes que hay que tener cuidado con las especias y los condimentos picantes. En general, los alimentos picantes mejoran la digestión, pero no van bien a las personas de constitución muy delgada y nerviosa porque les agudizan los síntomas de sequedad y calor. No todos los picantes son igual de expansivos. De hecho, podemos distinguir entre picantes calientes, suaves y fríos. Entre los primeros encontramos el ajo, la cebolla cruda, la pimienta, la canela, la nuez moscada, el jengibre, la cayena y el chile. Si no tienes síntomas de calor te puede ir muy bien la pimienta, porque tonifica los riñones y favorece la digestión. Hay que tomarla preferentemente en grano, porque cuando está molida se oxida y pierde propiedades. Entre los picantes suaves tenemos el orégano, el laurel, la menta, la albahaca, el cardamomo, la cebolla cocinada, el ajo tierno cocinado, el azafrán y la cúrcuma. Y en el grupo de los picantes fríos el wasabi (o rábano rusticano), el rabanito y la menta.

> El picante frío es muy interesante porque tiene las propiedades digestivas del picante pero no calienta.

- El **sabor salado**, por su parte, tonifica la digestión y aumenta la capacidad de concentración. Es un sabor necesario en la dieta, pero no se debe abusar de él porque es extremadamente contractivo. En pequeñas cantidades hace que la energía fluya, pero en exceso puede producir agresividad. Deben evitarlo las personas que sufran edemas, hipertensión y obesidad. Son condimentos salados, además de la sal, el perejil, la salsa de soja, la ciruela umeboshi, el gomasio y las verduras fermentadas o *pickles*.

Nos quedan dos sabores, el amargo y el ácido. Son sabores de naturaleza fría, que nos ayudan a eliminar, a drenar toxinas, y que podemos usar cuando tenemos un exceso de mucosidad y de grasas, porque eliminan el calor húmedo.

- El **sabor amargo** beneficia a las personas que tienen sobrepeso y a las que les cuesta moverse y tienen síntomas de exceso de calor. Por el contrario, las personas nerviosas, agitadas, muy delgadas, secas y que tienen tendencia a tener frío deben evitarlo o tomarlo con mucha moderación. Encontramos el sabor amargo en el mundo vegetal, en todas las hojas verdes, las cáscaras y la piel de la fruta. Son alimentos amargos el diente de león, la piel de uva, la achicoria, la alfalfa, la escarola, el centeno, la endivia, la piel de mandarina, la piel de naranja, el té verde fresco, la piel de limón, el nabo fresco, el café, el pomelo y la aceituna. La mayoría de los amargos son fríos.

- Por lo que respecta al **sabor ácido**, es también contractivo, astringente y secante, por lo cual debe limitarse. Eso sí, estimula la formación y la secreción de bilis, y por eso nos ayuda a disolver la grasa y las proteínas que llegan al estómago, o sea, contribuye a la digestión. A nivel psicológico nos ayuda a concentrarnos. Para estudiar o preparar una charla es interesante tomar un poco de agua con limón, un té con limón o cualquier otra sustancia ácida. Pero tomado en exceso desmineraliza y seca. Si tenemos amalgamas en la boca, es mejor tomar los alimentos ácidos con pajita y tragarlos directamente, porque el ácido puede arrastrar metales hacia el sistema digestivo. Como alimentos o condimentos ácidos podemos encontrar el limón (de cultivo biológico), el vinagre de arroz, la ciruela umeboshi, la manzana ácida, el mirtilo, los arándanos, la frambuesa, la mandarina, el tomate, el yogur, el vinagre, el pomelo y las verduras fermentadas (*pickles*).

TRUCO

Una cucharadita de *pickles* en cada comida nos va a ayudar muchísimo con la digestión y a tener mejor vista cuando empecemos con el síndrome de vista cansada, sobre todo ahora que todas usamos móviles, tabletas y/o ordenadores. Deben tener mucho cuidado con este sabor las personas que tienen estreñimiento o exceso de acidez, así como las muy delgadas, muy inquietas, frágiles y con constituciones y sistema nervioso delicados.

EL KUZÚ, UN CONDIMENTO MUY ESPECIAL

El kuzú sale de la raíz de una planta y tiene importantes virtudes nutricionales: reequilibra la flora intestinal, es bueno como antiinflamatorio, tonifica la función intestinal, es antimicrobiano, etc. Se emplea también para paliar diarreas y hasta para mejorar las resacas.

Para prepararlo, se tiene que disolver en agua fría y luego hervirlo hasta que espese. Si queremos preparar gelatinas, o dulces tipo cremas o *mousses*, podemos utilizar el kuzú porque les dará la textura cremosa que necesitamos y, además, compensará el efecto expansivo del endulzante que utilicemos. También nos ayudará a digerir mucho mejor el postre y lo hará más nutritivo y energético.

Plato estrella de la fase 3: sopa de miso

En esta tercera fase hemos hablado a menudo de sopas y caldos, que además de tener diferentes efectos sobre el cuerpo (por ejemplo, depurativo), nos van especialmente bien a las mujeres para hidratarnos. También hemos seguido insistiendo en el uso de las algas como una buena forma de mineralizarnos y enriquecer los platos, y hemos introducido el uso de un condimento llamado miso (en el capítulo sobre especias y condimentos). Por lo tanto, el plato estrella de esta fase no podía ser otro que la sopa de miso, un clásico de la gastronomía japonesa que tiene una gran cantidad de propiedades y que aporta muchos beneficios al organismo si se toma regularmente.

El miso es una pasta hecha a partir de un fermento de soja pura o de soja combinada con arroz, cebada u otro cereal. Hay muchos tipos de miso, pero para empezar vamos a comprar el miso de cebada, a ser posible que no sea pasteurizado. Por cierto, no lo dejes fuera de la nevera, pues se estropeará rápidamente (como sucede con el yogur).

El miso tiene mucho valor energético y nutritivo. También tiene grandes cualidades depurativas, regula la flora intestinal, tonifica los riñones y remineraliza. Dicen que incluso es eficaz contra la radiactividad. De hecho, cuentan que durante los bombardeos de Hiroshima, un médico puso a sus pacientes una estricta dieta diaria de arroz integral, algas y sopa de miso, lo que al parecer les evitó sufrir leucemias, cáncer de piel y otras enfermedades causadas por la radiactividad. Otro ejemplo: después del accidente de Chernóbil, la venta de pasta de miso se disparó en el norte de Europa.

El miso se toma disuelto en las sopas. Se suele poner media cucharadita de té por cada taza o plato sopero, y se añade al final de la cocción para evitar que pierda sus fermentos vivos. Contiene enzimas y lactobacilos muy beneficiosos para la digestión y para otros procesos del organismo, por eso es recomendable tomarlo regularmente, como poco cada dos o tres días, siempre disuelto es sopas, salsas o estofados. Es, en resumen, una pequeña maravilla.

Una sopa de miso como la que te propongo aquí incluso se puede tomar a diario, normalmente antes de empezar con los platos fuertes, pues nos prepara para una buena digestión; y puede tomarse tanto a mediodía como por la noche, e incluso en el desayuno.

La receta original japonesa suele llevar alga wakame, que se añade al final de la cocción del caldo. Se pone poca cantidad, pues crece muchísimo cuando se hidrata. Es muy rica en ácidos grasos, en vitaminas y en calcio, entre otros minerales. Es un alga que limpia y remineraliza el sistema circulatorio, y ayuda a eliminar toxinas.

La sopa de miso también puede llevar algunas verduras como zanahoria o cebolla, y también se suele preparar con daditos de tofu. Como se trata de un plato muy salado y cocinado (por lo tanto, muy contractivo), conviene polarizarlo con algo crudo. De esta forma conseguimos también que sea equilibrado energéticamente y completo en cuanto a sabores y efectos.

TRUCO
Para ello, podemos servirlo con un poquito de perejil o de cebollino fresco picado, o incluso con unos palitos de zanahoria o apio crudos.

Adelgazar

En esta fase empezarás a tener un considerable dominio de lo que comes y de cómo afecta a tu cuerpo. Por eso puedes plantearte, si lo deseas, ir un poco más allá y abordar una serie de problemas concretos que suelen afectar especialmente a las mujeres, y que es posible prevenir o tratar principalmente a través de la alimentación. Uno de ellos, probablemente el que más quebraderos de cabeza nos da a muchas mujeres de todas las edades, es cómo adelgazar.

En su mayor parte, no acumulamos por comer demasiado, sino porque no tenemos energía suficiente para metabolizar lo que comemos. Seguro que conoces a mujeres que comen lo que quieren y no engordan, y a otras (a lo mejor tú entre ellas) que cenan una ensalada de lechuga y tomate y engordan. ¿Por qué?

Porque las primeras tienen un metabolismo activo y eficaz, mientras que las segundas no tienen suficiente energía o fuego interno para quemar y disolver las grasas, ni para eliminar los residuos de los alimentos que comen.

El truco está en hacer una dieta que aumente la vitalidad del organismo y, por lo tanto, el fuego interno y el metabolismo.

Con la dieta que te propongo en este manual puedes comer la cantidad que te apetezca cuando tengas hambre sin riesgo de engordar. Y muy importante, importantísimo: puedes comer lo que quieras y adelgazar sin sufrir las deficiencias nutritivas que ocasionan algunas dietas de adelgazamiento, que como todas sabemos a menudo son pan para hoy y hambre para mañana. Es decir, producen un adelgazamiento rápido pero también deficiencias a nivel orgánico que a la larga nos traerá problemas.

Antes de entrar en cómo perder peso, déjame que te diga algo importante: hazlo para sentirte mejor, no sólo para estar más guapa y ganarte la aceptación de los demás. De hecho, esto se podría aplicar a todo lo que te explico en este libro: se trata de que tú te sientas radiante, no de que los demás te vean radiante (aunque si tú te sientes radiante, es probable que los demás también te vean así).

Por lo tanto, el objetivo es:

- Estar en plenitud de condiciones, con el cuerpo lo más ágil y vital posible, porque cuando hay vitalidad y energía hay belleza.

¿Dónde acumulamos grasa?

- Cuando acumulamos grasa en la zona de los hombros, la cara, el cuello, la papada, los pechos o la parte superior de los brazos (esa parte que a veces cuelga desagradablemente debajo de los bíceps) se debe al consumo de lácteos, mantequilla, helados, nata, yogures, natillas, flanes, batidos, bollería con azúcar, bollería refinada, galletas, mermeladas y fritos. Esto se acumula en la parte superior del cuerpo porque proviene de alimentos expansivos.

- Por otra parte, las «chichas» de la barriga y de la cintura aparecen básicamente por el consumo de pan de harina refinada.

- En las nalgas, muslos, parte baja del abdomen y piernas (por ejemplo, las temidas cartucheras) acumulamos las proteínas y las grasas saturadas de origen animal. La carne se acumula en las nalgas; los embutidos, en los muslos y las nalgas; y las grasas saturadas de los embutidos y los lácteos duros, en las cartucheras. Se trata de alimentos contractivos, por eso se acumulan en la parte baja, a diferencia de los expansivos. Entenderás fácilmente el porqué con un ejemplo muy gráfico: si tiras un pedazo de jamón en un vaso con agua se va al fondo, mientras que si pones un poco de nata se queda arriba.

¿Cómo perder esos kilos que nos sobran?

Pues siguiendo la dieta que te propongo en este libro con los añadidos o variantes que te explicaré a continuación.

Déjame que antes te diga que lo ideal es estudiar cada caso concreto y hacer una dieta personalizada, y que los consejos que propongo son generales y no pretenden sustituir en ningún momento a los tratamientos médicos.

Deberíamos evitar:

- Todo aquello que enfría el fuego digestivo, que enlentece el metabolismo y los procesos que se ocupan de disolver y eliminar las grasas acumuladas: las bebidas y las comidas frías, los zumos de frutas, las ensaladas crudas, etcétera.

- Por supuesto, hay que evitar también los alimentos extremos, grasos y difíciles de eliminar: las carnes, los huevos, los fritos, las harinas refinadas, los endulzantes (azúcar, miel, sacarina y todos los endulzantes químicos), el café, el alcohol y los lácteos; pero se supone que si has llegado a esta fase eso es algo que ya estás haciendo.

- Aunque en circunstancias normales podrías tomar leches de cereales, si quieres adelgazar es mejor evitarlas, porque enfrían y enlentecen el metabolismo.

Y deberíamos tomar:
Entre los cereales que nos van a ayudar están el **mijo**, el **centeno**, el **trigo sarraceno** y la **quinoa**. El **arroz integral** siempre ayuda, pues aunque no activa tanto el metabolismo, es depurativo.

1. Por la mañana podemos tomar una crema de mijo, dulce o salada, pues nos activa mucho el metabolismo y nos tonifica la energía, el fuego digestivo (tienes la receta al final de esta fase). También podemos tomar crema de copos de centeno o pan de centeno con levadura madre.
   Se puede acompañar la crema con un té, que nos aporte minerales y nos ayude a desintoxicar, por ejemplo el **té bancha** o el **té kukicha**, que podemos endulzar con **regaliz** o con **estevia**. También podemos tomar un **café de cereales**, porque tiene un sabor amargo que ayuda con la digestión y contribuye a desintoxicar y depurar.

2. A mediodía podemos tomar como cereal: **arroz**, **trigo sarraceno**, **quinoa** o **cebada**, y como proteína, pequeñas cantidades de legumbre. Es excelente, por ejemplo, el **azuki**, ya que es muy depurativo. La legumbre ha de estar muy cocinada, y si aun así nos produce gases podemos pasarla por el chino para dejar las pie-

les fuera. Podemos alternar las legumbres con **pescado blanco** que no sea graso (y que no sea de piscifactoría, recuerda). En cuanto a las verduras, las más depurativas y que ayudan más a perder peso son el **puerro**, la **cebolla** y la **cebolleta** cocinadas, la **zanahoria**, el **nabo**, el **apio** en caldo, el **rabanito** rallado y el **jengibre fresco**, también rallado.

TRUCO
Estos últimos ayudan a movilizar las grasas, pero no debemos abusar de ellos, pues son picantes.

3. Para cenar podemos tomar **cremas de verduras** dulces, por ejemplo de cebolla y calabaza, cebolla y zanahoria, o puerro y calabacín, según sea la temporada. También podemos tomar **sopas** de verduras o hacer **caldos depurativos**, como el **caldo de alga kombu** o **de seta shiitake**. Como proteína tenemos el **tofu**, el **seitán**, el **tempeh** y el **amaranto**, aunque si nos comemos un plato de **quinoa** con **guisantes** también tendremos aporte proteico de sobra. Si por la noche solemos tener hambre, podemos completar la sopa, el caldo o la crema con la cantidad que nos apetezca de **mijo** o de **quinoa**, que son muy ligeros y digestivos y se pueden tomar a esas horas.

Como condimentos para perder peso tenemos los *pickles* o verduras fermentadas, que aportan enzimas digestivas muy interesantes. Luego tenemos el **miso**, un condimento salado que estimula la digestión y que podemos tomar en sopa cuatro o cinco veces por semana. Por otra parte, no utilices demasiada sal si quieres perder peso. En su lugar utiliza la **salsa de soja**, pero nunca directamente sobre el plato, sino durante la cocción, ya que si no el efecto es muy contractivo.

En cuanto a las bebidas, puedes tomar entre horas algunas bebidas depurativas de las que ya te he hablado, como el **té de kombu** o el **té de azukis**. También puedes preparar un **té de tres años con** daikon, que es una bebida depurativa y remineralizante, de mucha ayuda cuando seguimos dietas de adelgazamiento.

No debemos abusar del té de tres años con daikon porque puede bajarnos la energía. Si queremos adelgazar y estamos con un buen nivel de energía, podemos tomar dos vasos al día, entre cinco y diez días seguidos, y luego a días alternos hasta cumplir dos semanas. Se prepara con daikon, un nabo muy grande que venden en dietéticas cortado en tiras finas y seco. Hervimos una cucharada sopera de daikon seco durante veinte minutos en un litro de agua a fuego lento y tapado. Luego le añadimos una cucharada de té kukicha en ramitas y lo dejamos reposar cinco minutos. Verás cómo te ayuda a eliminar grasa del cuerpo, aunque no debes abusar.

También podemos beber **caldos de verduras**. En el apartado de recetas encontrarás una de **caldo depurativo de daikon y setas shiitake** que va muy bien, aunque sólo debe tomarse cuando realmente haga falta depurar, porque elimina sales minerales del cuerpo, por lo que es mejor no abusar. Lo mismo sucede con el **caldo de kombu**, del que también encontrarás la receta en la sección de esta fase.

Otras recomendaciones para perder peso

- Además de la alimentación, hay otros aspectos superimportantes para tener la suficiente energía como para perder peso y tener una condición física acorde con nuestro programa biológico, sin acumulaciones ni lastres innecesarios. Es fundamental la **respiración**. Para adelgazar, el metabolismo se tiene que activar, y para que se active hay que respirar bien. Ya hemos visto la importancia de respirar bien para sentirnos mejor en todos los sentidos y para implantar un mejora permanente en nuestras vidas. Si además quieres adelgazar, te sugiero que seas más consciente en tu respiración.

> **TRUCO**
> Haz veinte respiraciones abdominales tres veces al día (por la mañana, a mediodía y por la noche) para darle al cuerpo el patrón, y luego trata de ir recordándolo y de respirar así durante el día hasta que cojas la costumbre de hacerlo de forma natural. Si no recuerdas cómo se hace, puedes releer el capítulo «Respirar mejor» de la primera fase.

- El **ejercicio** moderado también activa el flujo de la energía en nuestro cuerpo, la circulación y el metabolismo en general, y eso ayuda a la eliminación de los desechos, a la digestión y a tener un mejor tono en general. Cada una sabe lo que le gusta hacer y lo que no, pero como consejo general propondría movilizar las piernas un rato cada día caminando un par de kilómetros y usando menos el ascensor y más las escaleras, por ejemplo. Si te gusta correr, hazlo, pero suavecito, sin «machacarte». Los ejercicios aeróbicos también van bien para movilizar la circulación y la energía en el cuerpo, y para ayudar a recuperar tono en las zonas donde teníamos más distensión, como el abdomen, los brazos, las nalgas y las caderas. También puedes hacer un programa de ejercicios específicos para tonificar esas zonas.

- Otro punto muy importante es mantener con tono los músculos del **suelo pélvico**. Más adelante te hablaré con detalle de este tema, pero te adelanto que también es importante para adelgazar, porque los ejercicios del suelo pélvico, además de tonificar toda nuestra zona del bajo abdomen y los órganos sexuales internos, a la larga nos ayudan a que nuestra energía no se «escape» por una vagina laxa, sino a retenerla, y esa energía es necesaria para activar nuestro metabolismo, para perder peso, entre otras cosas para eliminar toxinas y favorecer el funcionamiento de todo el aparato excretor.

- Por último, si decidimos adelgazar es importante que tengamos una disposición mental y emocional hacia este proceso de mejora y que lo acompañemos de una **actitud positiva.** Es decir, nada de «¡huy, qué gorda y qué mal estoy!», sino «¡qué bien, tengo una oportunidad de mejorar y sentirme bien!». Es mejor vivir todo este proceso de forma muy presente, fijándote en cada bocado que das, en cada comida que te preparas, en cada ejercicio que haces y en lo que sientes en cada momento. Si lo haces con esta presencia y esta intención, los efectos se multiplicarán.

TRUCO
Puedes ayudarte también con la meditación de la sonrisa interior, sonriendo no sólo a tus células, sino a todo tu metabolismo, visualizando cómo va a eliminar todo aquello que no quieres tener.

PRUDENCIA CON LOS PRODUCTOS *LIGHT*
Muchas mujeres consumen productos *light* pensando que son muy saludables, y desconocen que en la mayoría de los casos se endulzan con aspartamo, un producto que es objeto de muchas controversias. La FDA (la administración americana de alimentos y medicamentos) aprobó su uso a pesar de los informes en contra de la comisión de expertos de la propia FDA, que documentaba muchos riesgos para la salud, entre ellos la posibilidad de padecer esclerosis múltiple, ceguera, convulsiones, dolores de cabeza, depresión, ansiedad, pérdida de

memoria, etc. Se dice que es neurotóxico, pero la FDA se niega a comentar estos datos. «Curiosamente», el principal productor de aspartamo es Monsanto, una gran multinacional que también produce semillas transgénicas.

El aspartamo no sólo está en la mayoría de los refrescos *light*, sino también en edulcorantes de mesa, chicles, aguas con sabor, aguas un poco endulzadas, gaseosas dietéticas, zumos en polvo, yogures, cereales, medicamentos pediátricos, salsas para cocinar, etc. Puedes profundizar sobre este tema en las referencias que encontrarás en www.sienteteradiante.com/tienda/libros/alimentacion/el-aspartamo-y-otros-edulcorantes.

Como siempre, es conveniente fijarse en la etiqueta de los productos. Mi consejo es que, hasta que se resuelva la controversia, es mejor ser prudente y no consumirlo.

RESUMEN

Desayuno
- Crema de mijo, copos de centeno, pan de centeno
- Té de tres años, té verde, té rojo, café de cereales

Almuerzo
- Cereales: mijo, centeno, trigo sarraceno, quinoa y arroz integral
- Proteínas: azuki, pescado blanco, tofu, seitán, tempeh
- Verduras

Cena
- Sopas de verduras, sopa de miso, sopas depurativas: caldo de kombu, daikon y shiitake
- Alternar tofu, tempeh, seitán o pescado con la proteína que se haya tomado a mediodía
- Un poco de quinoa o mijo para acompañar la proteína o combinar con la sopa, si se tiene más hambre

Condimentos
- Ligeramente salados, *pickles*, miso

Bebidas depurativas
- Té de kombu, té de azukis, té de tres años con daikon, caldos de verduras (con nabo, seta shiitake, alga kombu, cebolla, apio...)

Otros
- Respirar adecuadamente y con conciencia
- Hacer ejercicio de forma regular e hidratarse suficientemente
- Hacer ejercicios para tonificar el suelo pélvico
- Vivir el proceso con presencia e intención, pues se multiplican los efectos

Limpiar con productos saludables

Quisiera hacer un breve apunte sobre un asunto importante: cuida y limpia tu casa y la ropa con productos de limpieza que no contengan sustancias tóxicas.

No sé si sabes que muchos problemas de salud como alergias, problemas respiratorios, neurotoxicidad, alteraciones hormonales, fatiga crónica y baja inmunidad, entre otros, pueden ser consecuencia de la toxicidad de algunos componentes de productos para la limpieza que se usan en el hogar.

Te recomiendo que también tengas en cuenta este aspecto. Como la mayoría no somos especialistas en este tema, puede que a veces tengamos dudas sobre los componentes de muchos productos; además, las etiquetas no informan mucho sobre ellos. Por eso es más seguro escoger aquellos que posean el certificado de producto ecológico. Encontrarás jabón para la lavadora, suavizantes, lavavajillas, pastillas para el lavaplatos, limpiacristales, multiusos..., que garantizan que sus componentes no son dañinos ni para la salud ni para el medio ambiente.

Hay autores que ofrecen información muy detallada sobre este asunto y especifican todos los componentes tóxicos y sus efectos concretos sobre la salud. Asimismo profundizan en los materiales saludables para construir y decorar tu hogar, plantas adecuadas para interior que ayudan a depurar el ambiente y otros aspectos muy interesantes.

En la bibliografía recomendada que está al final del libro encontrarás algunas referencias.

También podemos usar productos naturales de uso doméstico para limpiar. Te voy a dar algunos consejos fáciles y muy prácticos, pero seguro que tú o alguien de tu entorno también conoce otros que sean útiles, saludables y económicos. Por lo que ¡anímate a usarlos!

- Puedes utilizar bicarbonato sódico para limpiar: espolvorea un poco sobre todas las superficies que no sean porosas (plásticos, acero, madera) y frota con una esponja suave y húmeda. Aclara bien, verás que quedará limpio y con un efecto desodorante (muy adecuado para el interior de la nevera, por ejemplo).

- Puedes usar vinagre de vino (el más claro y económico que encuentres) como lavavajillas. Pon un chorro en el compartimento del detergente en el lavaplatos y activa el lavado.

- También puedes utilizar el vinagre para limpiar y desinfectar zonas con moho, déjalo actuar unos minutos y luego frota bien.

- El vinagre es también un excelente limpiacristales, diluye un chorro en agua y rocía con *spray* los cristales o espejos. A continuación seca con papel de periódico.

EL MÉTODO. FASE 3: ¡ESTÁS RADIANTE!

- Otro uso del vinagre es como limpiador de los suelos de madera. Diluye un chorro en el cubo de la fregona con agua caliente, moja la fregona y escúrrela bien y friega el suelo, una vez bien barrido. Te quedará limpio y brillante.

- El limón es otro elemento de limpieza muy útil para desengrasar. La mezcla de bicarbonato y limón es un lavavajillas muy eficaz.

Ojo con las pantallas

Hoy en día todas vamos arriba y abajo con el teléfono móvil, la tableta y el portátil para poder comunicarnos con nuestra familia y amigos, para trabajar, para organizarnos, etc. La mayoría estamos pendientes del WhatsApp, pues allí tenemos grupos de amigos (de la infancia, de la universidad, del gimnasio...), de familia, de trabajo, temáticos, etc. No pasa una hora sin que recibamos o enviemos algún mensaje, o sin que consultemos el correo por si hay algo «importante». Para colmo, a menudo llegamos a casa y nos ponemos delante del televisor o, peor aún, leemos o vemos una película en la tableta.

Al final, toda esta actividad nos obliga a pasar varias horas al día mirando las pantallas de diferentes dispositivos electrónicos. Esto, más allá de que es una situación estresante que nos tiene siempre pendientes, nos cansa, nos envejece prematuramente, produce sequedad en los ojos y perjudica la visión. Cuando los ojos se fijan durante mucho tiempo en una pantalla luminiscente consumen una considerable cantidad de fluidos, lo que hace que se sequen. Como los ojos están unidos con el hígado a través de un meridiano energético —según explica la medicina china—, este órgano también se «seca», con todas las consecuencias que ya hemos visto en capítulos anteriores, y que son especialmente graves en las mujeres a partir de una cierta edad, entre ellas insomnio, problemas nerviosos y emocionales, falta de ánimo, cansancio, picor en los ojos, sequedad en general, sequedad en la piel o vista cansada de forma prematura. Hoy en día, los jóvenes están teniendo síntomas de vista cansada mucho antes de los 40 años, que era más o menos la edad en la que esta dolencia empezaba a aparecer.

Hay varias formas de minimizar estos efectos, además de, como es lógico, reducir el tiempo de exposición a pantallas de dispositivos electrónicos:

- Por una parte, podemos disminuir la luminiscencia de las pantallas, pues la mayoría de los dispositivos lo permiten o bien usar el modo de pantalla blanco sobre negro (es una opción accesible en la mayoría de los dispositivos).

- Por otra, podemos dejar de mirar la pantalla cuando no sea necesario, por ejemplo mientras se carga un vídeo, se descarga una aplicación o esperamos a que nos contesten. Sin darnos cuenta nos quedamos abducidas por las pantallas porque tenemos tendencia a mirar donde hay focos de luz.

- Además, podemos hidratarnos y lubricarnos suficientemente, para lo cual son fundamentales, como ya vimos en la segunda fase, los aceites. No me cansaré de insistir en la importancia de consumir aceites de primera presión en frío, especialmente los que nos aportan omega 3 y 6. De hecho, a las mujeres que pasan muchas horas al día delante de pantallas luminiscentes les sería de ayuda tomar un plus de aporte de ambos ácidos grasos esenciales.

TRUCO

Además del que puedes encontrar en la dieta, te aconsejo que tomes perlas de aceite de onagra y de omega 3, de las que he hablado anteriormente, pues ayuda a regenerar las membranas de las células del sistema nervioso.

Los pechos

Casi todas las mujeres nos hemos sentido en algún momento a disgusto con alguna parte de nuestro cuerpo: con la nariz, los ojos, las pantorrillas, los pechos... Desde jovencitas nos han bombardeado con unos modelos de belleza física y con la perversa idea de que si no nos ajustábamos a esos modelos se nos consideraría poco o nada atractivas. Es muy importante que rompas de una vez por todas con esos estereotipos y que aprendas a llevarte bien con tu cuerpo y con las partes que lo integran. Que aprendas a quererte, a gustarte y a agradecer lo que la naturaleza te dio.

Los pechos son una de las partes del cuerpo que más marcan nuestra feminidad y con la que solemos tener en algún momento de nuestra vida una relación conflictiva. Se los relaciona mucho con la capacidad que la mujer tiene de dar, de nutrir, de cuidar, de atender a los que están a su alrededor. Además, psicológicamente el pecho tiene mucha importancia para la mujer, incluso tiene mucho que ver con la energía sexual y la relación de pareja. Por todo eso, es importante para tu equilibrio y tu bienestar que te sientas bien con tus pechos, tengan el tamaño y la forman que tengan. No te resignes a sufrirlos; valóralos y cuídalos y agradece funciones que desempeñan en tu organismo y en tu vida.

Podemos hacer varias cosas para tener unos pechos bonitos y sanos:

- Masajearlos con un aceite esencial natural, el que más nos guste por su olor y por su tacto. El momento ideal es después de la ducha o antes de acostarnos. Este masaje consiste en coger el pecho con la mano contraria y trabajarlo desde la parte interna hacia la parte externa, o sea, desde el esternón hacia la axila. Giramos alrededor del pecho hasta volver al lugar donde hemos empezado, y lo hacemos de esta manera diez o quince veces con cada pecho. Con este masaje activamos la circulación en la zona y el drenaje de la axila, donde está la linfa. Si lo hacemos cada día, ayudaremos no sólo a activar la zona, sino también a mantener el tono del tejido, que es muy importante a medida que va pasando el tiempo y los años para mantener el pecho en su sitio. Por últimos, podemos hacer el masaje en sentido contrario, hacia dentro, unas cuantas veces.

- Las lactantes también pueden cuidarse el pecho con aceites orgánicos para evitar las estrías y las grietas de los pezones. El aceite de rosa mosqueta o el de caléndula ayudará a regenerar la zona. Aunque sean orgánicos, después de su aplicación es mejor limpiarse bien antes de amamantar al bebé.

- Además, recomiendo que las mujeres que tienen pechos grandes intenten llevarlos sujetos la mayor parte del tiempo. No estoy hablando de sujetadores con aros o piezas de plástico que se pueden clavar, sino hechos con textiles que sostienen bien para evitar la caída. No se trata sólo de una cuestión estética, sino de sujetar los pechos para que los músculos no cedan tanto. Esto también sirve para esos momentos en que los pechos se hinchan un poco, por ejemplo durante el embarazo, la lactancia o el síndrome premenstrual. Manteniéndolos sujetos, cuando vuelvan a su tamaño los músculos no habrán perdido tono y el pecho se mantendrá más firme.

Según la medicina china, cuando hay deficiencia de energía en la zona digestiva las «carnes» caen. Es decir, que a las mujeres se les cae el pecho porque pueden tener una deficiencia energética. Por lo tanto, aplica los consejos, nutricionales y de otro tipo que hemos ido viendo a lo largo del libro para tener más energía digestiva y mantener nuestros tejidos más firmes (por ejemplo, los que expuse en el capítulo sobre cómo adelgazar).

> En la filosofía china antigua se dice que si una mujer tiene el pecho lleno, tanto si es pequeño como si es grande, posee una buena reserva de esencia, de sustancia. Si comemos de una forma adecuada y adquirimos unos buenos hábitos, tal como te he ido explicando aquí, puedes mantener unos buenos niveles de sustancia y, por lo tanto, unos pechos bien llenos.

La piel

Si has llegado hasta esta tercera fase del manual, te habrás dado cuenta de que al pasar de una dieta convencional a una más saludable en ocasiones aparecen algunos problemas en la piel. Eso es porque el cuerpo empieza a eliminar de una forma más intensa los tóxicos. Pueden aparecer granos, acumulaciones de grasa, erupciones, rojeces, etc., en zonas insospechadas, y también puede variar el olor, el color y la textura de la orina, de las heces o del flujo vaginal (más oscuro, más espeso o fuerte, más oloroso). Si sigues con la dieta, al cabo de un tiempo todos esos síntomas de eliminación desaparecerán, como quizás ya hayas comprobado.

Una piel bonita, limpia y con brillo es reflejo de una buena vitalidad de los órganos y del conjunto del organismo. Por eso, para tener una buena piel, lo primero es hacer una dieta limpia. La cara de las personas muestra a las claras si están comiendo de una manera o de otra. Cuando comemos sano, la piel es más bonita y adquiere un brillo y una vitalidad muy agradables. Podemos cuidar la piel, pero si no cuidamos el organismo no conseguiremos tener ese aspecto. Y no me refiero a la tersura, porque es evidente que la piel tiene un proceso de envejecimiento, sino al brillo y la finura, que se pueden mantener si cuidamos nuestra alimentación y nuestros hábitos.

- Para evitar el envejecimiento prematuro y la sequedad, como ya hemos visto a lo largo del libro, hay que tomar alimentos que nutran la sustancia y que nos hidraten. En este sentido, los **ácidos grasos esenciales** son básicos, como ya te he explicado en diferentes momentos. También son importantes los alimentos que aportan **betacarotenos**, como la zanahoria y la calabaza, que protegen la piel del sol. En general, haciendo una dieta como la que estamos proponiendo aquí, bien equilibrada, rica en aceites y **evitando los alimentos tóxicos**, podemos tener la garantía de que vamos a tener una piel sana y brillante.

- Uno de los principales signos de envejecimiento prematuro que se observa en la piel es el cansancio por falta de sueño. Por eso, además de seguir una dieta saludable, también es importante **dormir suficiente**. Cada una se conoce y sabe la cantidad mínima de horas de sueño que necesita para encontrarse bien, pero suele oscilar entre 7 y 9 horas (aunque hay personas que necesitan más o menos).

- Para el cuidado externo es recomendable usar **cosméticos naturales**, es decir, productos que no incorporen químicos tóxicos, pues los absorberíamos a través de la piel (puedes informarte sobre este tema en www.sienteteradiante.com/tienda/cosmetica-natural). La piel es un órgano más, por lo tanto tenemos que darle de «comer» productos naturales. Hay un montón: aceites maravillosos de muchos tipos; emulsiones hidratantes; cremas hechas con bases de aceites de primera presión, como el de coco, que es excelente para el cuidado de la piel y del cabello, o el de almendras, el de argán o el de rosa mosqueta, que son excelentes tanto para el cuidado de la piel, como para las uñas y el cabello.

- Los masajes tienen su importancia a la hora de tener una piel bonita, pues nos ayudan a activar la circulación de los tejidos y el proceso de drenaje de la linfa. Activan y movilizan las diferentes zonas del cuerpo y nos ayudan a mejorar la circulación del oxígeno por la sangre. Si, además, durante el masaje respiramos bien y de forma consciente, mucho mejor. También tienen un efecto sobre las emociones, pues ayudan a liberar estrés, tensiones y bloqueos que pueden generar síntomas molestos.

En relación con el masaje, podemos pensarlo como un regalo que de vez en cuando nos hacemos a nosotras mismas. No sólo porque nos ayuda con algunos síntomas o problemas fisiológicos, sino también porque es un placer para nuestros sentidos, pues mientras lo recibimos podemos recrearnos en el tacto, el olor del aceite, podemos acompañarlo de música relajante, etc. Es importante aprovechar ese momento para dejar descansar la mente y tomar conciencia de nuestro cuerpo, lo cual a estas alturas no debería costarte mucho, pues imagino que practicarás con cierta frecuencia la meditación de la sonrisa interior y la respiración consciente. Pon toda tu atención en las sensaciones que provienen del exterior y del interior de tu cuerpo y disfruta del momento presente. Esto te aportará descanso, energía, claridad mental y mayor concentración.

> **TRUCO**
> Eso sí, escoge bien al profesional que te hará el masaje, porque las energías de unas personas y otras se comunican. Es muy importante que sea alguien de tu confianza, que puedas relajarte totalmente en sus manos, que no te transmita sus preocupaciones ni problemas.

Ejercicios para el suelo pélvico

¿Sabías que casi la mitad de las mujeres padecen pérdidas de orina cuando estornudan, tosen, ríen, saltan, bailan o corren? ¿Sabías que muchas mujeres sufren, además, la caída de órganos como el útero, la vejiga u otros órganos intraabdominales, y que esto puede causarles disfunciones sexuales y falta de libido?

La zona del suelo pélvico recoge el peso de órganos abdominales como la vejiga, el útero o el recto. Es la base, el «suelo» de estos órganos. Los embarazos, los partos, el cansancio o incluso la práctica de deportes que obligan a saltos muy bruscos hacen que se pierda tono muscular en el suelo pélvico y la zona se vuelva átona, que se «afloje», lo que da lugar a los problemas que te acabo de mencionar. Por este motivo, es importante que las mujeres aprendamos a mantener esa zona tónica. Evitaremos que los órganos caigan y disfrutaremos de más energía y más tono sexual.

En esta zona tenemos muchos músculos que podemos tonificar si sabemos cómo. Si contraes la vagina los notarás: son los que rodean el ano, la vagina y la uretra, y sirven de apoyo a los órganos reproductivos y otros órganos abdominales. Vamos a aprender a sentir esos músculos y a activarlos.

En la China antigua se enseñaba a la reina y a las concubinas a usar un huevo de piedra para fortalecer la vagina. Con el tiempo esta técnica se difundió y las mujeres que la dominaban disfrutaban de buena salud y gran energía sexual a edades avanzadas. Esta tradición enseñaba a conducir la energía sexual por el cuerpo y por los órganos de forma que los revitalizara y los regenerara. A la vez, estas prácticas para reciclar la energía sexual tenían como objetivo final transmutar toda esta energía vital en energía espiritual. No vamos a reproducir estas técnicas milenarias aquí, pero creo que toda mujer «ambiciosa» que desee estar al cien por cien de sus posibilidades debería conocer que existen. Para ello, te recomiendo la lectura del libro *Amor curativo a través del tao, cultivando la energía sexual femenina*, del matrimonio Mantak y Maneewan (www.sienteteradiante.com/tienda/libros/meditacion/amor-curativo-a-través-del-tao-cultivando-la-energia-sexual-femenina).

Ejercicio 1

Para localizar los músculos con los que debes trabajar lo más fácil es que mientras orinas, intentes cortar el flujo a intervalos: éstos son los músculos con los que vas a trabajar. El ejercicio más sencillo es justamente ése: **apretar los músculos para retener la orina**, como si tiraras de ellos hacia arriba. Contraes y mantienes así, respirando suavemente, mientras cuentas hasta 5; luego relajas contando también hasta 5. Realiza esta serie varias veces: los primeros días, unas 10 contracciones tres veces al día; luego 20 contracciones tres veces al día, que irás aumentando hasta hacer entre 300 y 500 contracciones en total al día.

Puede que al principio notes dolor en los ovarios y en la zona baja de la espalda, un poco de irritación, pero no te desanimes, pues es un síntoma de que se empieza a mover la energía y de que estás poniendo en forma esa zona.

Ejercicio 2

La vagina es como un tubo lleno de músculos colocados en secciones en forma de anillo y dispuestos uno encima de otro. Un segundo ejercicio consiste en contraer los anillos de abajo arriba:

- Intenta contraer primero la parte de abajo.
- Aguanta y sigue contrayendo un poco más arriba.
- Puedes subir tanto como quieras, pero es suficiente si puedes contraer cinco anillos.
- Cuando estés arriba, baja soltando de anillo en anillo.
- Finalmente, relaja por completo la musculatura.

Podemos hacer este ejercicio echadas boca arriba en la cama con las piernas flexionadas o sentadas en el borde de una silla. También se puede hacer de pie, pero para empezar es mejor de estas otras dos maneras. Es muy importante que durante todo el ejercicio respires suavemente y que no intentes hacerlo con los músculos de los abdominales, pues estamos trabajando los músculos internos.

Ejercicio 3

Tenemos algunos músculos del suelo pélvico en forma de ocho, en concreto un anillo alrededor de la uretra, otro alrededor de la vagina y un tercero alrededor del ano. Un ejercicio muy interesante consiste en:

- Contraer estos músculos de delante hacia atrás, pri-

mero el de la uretra, después el de la vagina y finalmente el del ano.
- Después relajamos de atrás hacia delante: el ano, la vagina y la uretra.
- Al principio puede que no los notes o que no percibas que se contraen.

Es cuestión de perseverar. Vale la pena, porque haciendo este ejercicio diez veces al día notarás el cambio en poco tiempo.

Ejercicio 4

También se pueden fortalecer y controlar estos músculos con un huevo que suele ser de piedra, por ejemplo de jade, y que venden en tiendas especializadas. Los hay de diferentes tamaños, así que escoge aquel con el que te sientas más cómoda. Las mujeres que han tenido hijos suelen empezar con uno más grandecito, pero lo ideal es probar varios para ver con cuál te sientes mejor. A medida que vamos tonificando la zona, podemos utilizar un huevo más pequeño. Recomiendo comprarlos perforados por el centro para meterles un hilo que nos sirva para retirarlo.

> **TRUCO**
> También te aconsejo algo práctico: si lo utilizas fuera de casa, ata el hilo suelto a la braguita, pues es fácil que te olvides de que lo llevas y se te caiga al váter.

Por supuesto, el huevo debe estar limpio, y es recomendable hervirlo después de comprarlo para desinfectarlo. Luego de cada uso basta con lavarlo bien con agua y jabón, y guardarlo en una bolsita adecuada y limpia. Se trata de mantenerlo todo higienizado para no coger ninguna infección.

¿Cómo trabajamos con el huevo?

- Nos echamos boca arriba con las piernas flexionadas.

- Introducimos el huevo por la parte más ancha en la vagina.

- Si hay sequedad vaginal, puedes usar un aceite o un lubricante natural que sepas que no te produce alergias.

- Primero hay que contraer los músculos de la zona de afuera, o sea, cerrar el orificio externo de la vagina. Intentamos aislar esos músculos y contraerlos para cerrar con fuerza el orificio externo.

- Luego vamos a apretar y mover el huevo contrayendo los músculos interiores, medios y superiores de la vagina, moviéndolo arriba y abajo y notando cómo nos aumenta la energía.

En un primer momento habrá mujeres que ni notarán que tienen el huevo dentro; es normal, no pasa nada. Hay que ser constante, porque al principio algunas vaginas están muy átonas, muy flojas, y lleva un tiempo recuperarlas. Básicamente se trata de sentir el huevo e intentar moverlo hacia arriba y hacia abajo.

- Las primeras veces lo haremos echadas para que el huevo no se caiga, pero luego podemos hacerlo sentadas en el borde de una silla o incluso de pie, mientras trabajamos o paseamos.

Después de unos días de práctica, te notarás mucho menos cansada al final de la jornada y sentirás cómo se tonifica tu energía sexual. De hecho, este ejercicio tiene muchos beneficios a nivel psicológico, pues al aumentar el nivel de energía nos sentimos más vitales y centradas, y eso mejora nuestra autoestima. También nos sentimos más femeninas y atractivas, pues nuestra energía sexual aumenta. ¡Intenta aprovechar esa energía para revitalizarte!

Con los pies en la tierra

Con mi propuesta de salud natural para mujeres trato de prestar atención a temas que afectan especialmente a nuestra salud y bienestar y que a menudo se ignoran.

Sobre el uso de los tacones
Por una cuestión cultural, creemos que los tacones nos hacen parecer más elegantes e interesantes, o sea, más atractivas, y eso hace que a menudo ignoremos sus inconvenientes. Hay muchos tamaños, formas y materiales, pero en general el uso de tacones nos causa una larga lista de problemas. Los más sencillos y habituales son: dificultad al caminar, aparición de ampollas y dolores de espalda, de pantorrillas y de pies. Pero hay más: el uso diario de tacones nos puede llegar a deformar el pie, provoca rigidez en la espalda, las articulaciones de los tobillos, las rodillas y las caderas, e incluso contribuye a la aparición de esclerosis, lordosis y dolores crónicos en las extremidades inferiores. Por todo esto, ¿no estaría bien preguntarse de dónde sale la creencia de que los tacones nos hacen parecer más guapas y, de paso, ponerla en cuestión?

Los tacones nos elevan el talón y nos impiden flexionar el pie al caminar de forma natural. Es cierto que elevan el pecho y la pelvis, y que esa posición atrae a los hombres, pero a largo plazo también crea debilidad de los músculos posteriores extensores y flexores.

Entonces, ¿qué debemos hacer? Pues ser conscientes de esto y no dejar que la moda nos esclavice. Puedes usar tacones en determinados momentos, cuando lo creas necesario, pero el resto del tiempo dale al cuerpo otras posibilidades, como caminar plana, con zapatillas deportivas o sin zapatos (mientras estás en casa, en la playa de vacaciones o sobre la hierba de un prado). Cuanta más variedad de zapatos y movimientos, más opciones le damos al cuerpo y más estímulos llegan al cerebro. Y si tienes que llevar tacones en el trabajo, como les sucede por ejemplo a las azafatas, tómate de vez en cuando descansos de diez minutos y masajea los pies haciendo círculos con ellos para estirar las pantorrillas.

Los tacones, como algunas prendas que limitan los movimientos y la respiración, son una esclavitud de la moda. Lo importante es que te sientas libre de llevarlos sólo cuando tú quieras.

Caminar descalza

Hay otra razón para caminar descalza, siempre que te sea posible. Se trata de algo un poco más sutil, pero igualmente importante. Resulta que del mismo modo que la exposición a la luz del sol nos proporciona vitaminas imprescindibles para la salud, la exposición al suelo nos aporta un «nutriente» eléctrico en forma de electrones. Si estamos en sintonía con las señales eléctricas naturales de la tierra, de forma natural se restablece nuestra estabilidad eléctrica, lo que ayuda al funcionamiento satisfactorio de los sistemas corporales, entre ellos el cardiovascular, el respiratorio, el digestivo y el inmunitario. Al reconectarnos con la tierra capacitamos al cuerpo para que vuelva a un estado eléctrico normal, se autorregule y sea capaz de autosanarse.

Vivimos mayoritariamente en ciudades donde predomina el asfalto, que nos aísla de la corteza terrestre y por lo tanto del flujo bioeléctrico que debería producirse entre la Tierra y nosotros. Por eso, si puedes caminar unos minutos al día descalza sobre la tierra, la hierba o la arena te sentirás más centrada y descansarás mejor, pues el **equilibrio bioeléctrico con la Tierra** ayuda a regular los ciclos del sueño y la vigilia, así como la producción de hormonas como la melatonina (reguladora del sueño) y el cortisol (reguladora del estrés). También reduce las inflamaciones e incluso atenúa los síntomas premenstruales o de la menopausia.

Para muchas personas puede que no resulte práctico o no sea posible caminar descalzas sobre la tierra, por una cuestión de distancia, climatología, etc. Si es tu caso, te recomiendo que leas el libro *Earthing, con los pies descalzos*, de Clinton Ober (www.sienteteradiante.com/tienda/libros/habitos-saludables/earthing-con-los-pies-descalzos). Aquí encontrarás información sobre unos dispositivos que permiten conectarse con el flujo eléctrico de la Tierra desde tu propia casa, incluso durante el descanso nocturno.

Lo que conseguimos con el contacto con la corteza terrestre es, hablando en sentido figurado, rellenar el nivel de electrones de nuestro depósito cuando se está quedando vacío. Cada vez que dos objetos conductores se ponen en contacto (tus pies descalzos y el suelo), los electrones fluyen desde el lugar donde abundan hasta el lugar donde escasean. De este modo se regula el potencial eléctrico de los dos objetos. Es decir, estamos en equilibrio, tanto la Tierra como nosotras, y se restablece una conexión mágica y ancestral.

Meditación.
La meditación budista

El **lugar** en el que meditamos puede convertirse en un pequeño refugio o paraíso, un espacio íntimo, cálido y protegido del barullo externo. Si puedes disponer de un rincón en tu casa para meditar, haz que sea confortable y especial para ti: decóralo con unas flores y/o un cuadro que te guste, o con algún objeto que te inspire. Algo sencillo, no recargado, como una foto o un recuerdo, algo que te haga sentir que cada vez que meditas allí vuelves a casa, a ese lugar interno en el que realmente puedes conectar con tu verdadera naturaleza.

Según los maestros budistas, a lo largo de la vida nuestra mente se acostumbra a pensar según una **pauta** determinada, a veces asociada a emociones o pensamientos negativos, y que se arraiga a base de repeticiones constantes. Es así como la mente puede llegar a determinar nuestra vida.

Gracias a la meditación puedes desactivar esa tendencia y ser dueña de tu destino, o al menos no ser esclava de tus propios pensamientos limitantes. El primer paso es identificar esas tendencias o hábitos, y el segundo ir desactivándolos a fuerza de convertirnos en sujetos en lugar de en objetos.

> Para ser más libre, es muy importante que identifiques esas emociones negativas y trabajes para desactivarlas.

La **meditación** es una disciplina muy útil para lograr esto, pues nos ayuda a estabilizar la mente y conectar con nuestro verdadero ser. Porque la mente es como una pulga que no cesa de saltar de un lado a otro: los pensamientos van surgiendo sin motivo aparente y sin ninguna relación; y si nos dejamos arrastrar por su caos nos convertimos en sus víctimas. A través de la meditación identificas a la dueña de esa mente, que eres tú, y dejas de ser esa pulga saltarina que va como loca arriba y abajo. A base de practicar la meditación alcanzarás pequeños momentos de lucidez, de claridad, y poco a poco podrás estabilizar esa experiencia y recuperar tu poder interno. No es algo fácil ni inmediato, pero con trabajo se puede conseguir.

Una de las ideas sobre la que tenemos que trabajar en la meditación es la **impermanencia**, el cambio permanente. De esta manera, poco a poco la mente se va desapegando de esas emociones y pensamientos del pasado que nos perjudican en el presente y nos complican la vida. Se trata de aceptar que nos aferramos a las cosas, a las personas y a las situaciones como una forma de buscar una seguridad que en realidad no existe, pues todo está sometido al cambio permanente. Aceptar esto puede resultar doloroso al principio, pero a medida que reflexionemos nuestra mente experimentará una transformación gradual. Desprenderse empieza a parecer lo más natural y se vuelve cada vez más fácil.

Desapegarse y desprenderse también supone en algún momento aceptar la pérdida de algún ser querido o afrontar la certeza de la propia muerte. En este sentido, lo importante es saber que moriremos como hemos vivido, es decir, que tendremos una buena muerte si hemos tenido una buena vida.

> *«No podemos esperar una buena muerte si nuestra vida ha estado llena de violencia, si nuestra mente ha estado agitada, principalmente por emociones como la ira, el apego o el miedo. Por lo tanto, si deseamos morir bien hemos de aprender a vivir bien, manteniendo la esperanza de una muerte apacible. Debemos cultivar la paz en nuestra mente y en nuestra manera de vivir.»*
>
> Dalai Lama

Ahora daré paso a otra meditación para que la practiques si lo deseas. Se trata de una meditación budista que aprendí del gran maestro tibetano Sogyal Rimpoché, autor de *El libro tibetano de la vida y de la muerte* (www.sienteteradiante.com/tienda/libros/meditacion/el-libro-tibetano-de-la-vida-y-de-la-muerte). Es una práctica que se basa en el dar y el recibir movidos por la compasión.

Empezamos como siempre: nos sentamos en el suelo, con un cojín para elevar un poquito el trasero, con las piernas cruzadas, la espalda recta y la mandíbula un poquito metida hacia dentro para estirar las cervicales. Las manos pueden reposar sobre las rodillas, una sobre la otra o como estemos más cómodas; la cuestión es que nos podamos relajar. Por supuesto, apagamos el móvil y procuramos que las personas que estén en casa respeten ese momento de intimidad. Dejamos que los pensamientos se tranquilicen, se aquieten: ni los invitamos ni los seguimos, simplemente nos relajamos con la atención puesta en nuestra respiración.

Lo que vamos a hacer es centrarnos en nuestra mente, intentar percibir qué atmósfera hay ahí y limpiarla. Si te notas inquieta, trata de expulsar las sensaciones y los pensamientos negativos al tiempo que expulsas el aire. De esta forma, empiezas a limpiar tu atmósfera interior.

A continuación, imagínate dividida en dos, una parte blanca (íntegra, compasiva, amorosa, alegre, serena, afectuosa, amable, con la que siempre puedes contar, la que siempre está atenta a ti y dispuesta a escucharte, la que nunca te juzga, la que siempre está abierta, estés como estés o hayas hecho lo que hayas hecho) y una parte gris (la que se siente resentida, enfadada, herida). Entonces inspira e imagina que tu parte blanca abre el corazón y abraza de una forma incondicional toda la negatividad y todo el dolor y el sufrimiento de la parte gris, y ésta, conmovida por ese gesto, abre su corazón y siente cómo el dolor y el sufrimiento se derriten y desaparecen en ese gran abrazo. Al sacar el aire imagina que la parte blanca brillante le envía a la parte gris todo el poder curativo de su amor, su alegría, su confianza, su consuelo, su felicidad.

Ésta es una forma de autosanarnos que luego podemos aplicar a una situación real. Por ejemplo, piensa en una circunstancia que te preocupa, algo que a lo mejor ha pasado o está pasando, una mala relación con una persona a la que ves de forma conti-

nuada, una situación desagradable que te molesta, etc. Después de relajarte, trata de asumir toda la responsabilidad de tus actos en esa situación determinada, sin justificar tu comportamiento, simplemente aceptando lo que has hecho mal. Entonces, mientras inspiras, pide perdón de todo corazón, pero sin culparte ni juzgarte, y mientras espiras envía comprensión, perdón y reconciliación. De esta manera inhalas la culpa, esa cosa horrorosa con la que nos fustigamos tan a menudo, y exhalas el remedio, la curación, el perdón y la reconciliación.

Este ejercicio es particularmente poderoso, y si lo practicas te ayudará a salir de esos problemas que forman un círculo vicioso. Resolverás muchos conflictos e incluso puede que tengas valor para ir a ver a la persona con la que tienes el conflicto, hablarlo cara a cara y sanarlo desde lo más hondo de tu corazón.

Conecta con tu talento

Nos acercamos al final del libro. Tengo la sensación de que te he contado lo más importante de lo que quería explicar, pero también que han quedado cosas pendientes: consejos, recetas o ejercicios que no ha sido posible incluir por una cuestión de espacio. Tal vez sean objeto de un nuevo libro, pues estamos en continua evolución y podemos encontrar consejos y prácticas que nos permitan crecer como personas y sentirnos un poquito mejor cada día con nosotras mismas y con el mundo.

Para despedirme, me gustaría compartir contigo una reflexión basada en mis propias vivencias (como todo lo que te he mostrado aquí). Creo que estamos en este mundo para mejorar como personas, que venimos aquí para aprender y para dar lo mejor de nosotras mismas. Creo que el objetivo de nuestra vida es conseguir la claridad de la mente y la bondad del corazón. Para mí es una certeza que para ser felices no tenemos que mirar hacia fuera, sino hacia dentro. A menudo las mujeres pensamos que estando más guapas, más delgadas, más sexis, alcanzando metas profesionales fantásticas, adquiriendo más poder, teniendo una pareja estupenda o una profesión reconocida o mejores ropas, haciendo buenos viajes y asistiendo a fiestas, u obteniendo el reconocimiento de los demás obtendremos la felicidad y el bienestar interno que anhelamos. Pero si creemos que la felicidad depende de obtener eso que está fuera, nos sentiremos siempre frustradas, amargadas, cansadas y, en resumen, infelices. Pondremos una gran cantidad de recursos y de energía en el intento y finalmente nos sentiremos tristes y decepcionadas con la vida.

> La felicidad que depende de lo que está fuera de nosotras es precaria, porque todo cambia constantemente. Si nos acomodamos y depositamos nuestra felicidad en nuestra pareja, en nuestra familia, en nuestra casa, en nuestro trabajo, al final nos sentiremos desoladas, pues la pareja, la casa o el trabajo desaparecerán en algún momento o dejarán de ser lo mismo. El ser querido puede irse o puede morir, la empresa para la que trabajamos puede cerrar, la casa maravillosa con la que tanto hemos soñado se puede incendiar o podemos perderla por un vaivén económico.

Por lo tanto, para ser felices tenemos que reorientar la mirada hacia nosotras mismas, olvidarnos cada vez más del tener y centrarnos en el ser. Tener no es malo, puede ser fantástico, pero siempre que lo vivamos con agradecimiento y cierto **desapego**. ¿Qué quiero decir con esto? Pues que si lo tengo lo disfruto, pero si lo pierdo no pasa nada.

Si además de disfrutar con agradecimiento y desapego de nuestros recursos los compartimos, es decir, incorporamos la generosidad a todos nuestros actos, eso que tenemos se convierte en una fuente de felicidad.

En el fondo es una fórmula sencilla:

agradecimiento + desapego + generosidad
___
fuente de felicidad

Si, por el contrario, tenemos una gran casa, coches, viajes, ropas, joyas, reconocimiento y una relación envidiable, pero gastamos la mayor parte de nuestra energía en defenderlo de los otros y en conservarlo, nos convertimos en esclavas de nuestras posesiones. Por eso, seamos inteligentes y prácticas: las mujeres sabemos hacerlo.

Siempre digo que las mujeres tenemos que ser ambiciosas, porque la ambición, bien entendida, no es mala. La **ambición** que realmente nos trae beneficios es aquella que nos lleva a conectar con nuestra verdadera esencia como mujeres y como seres humanos, y a esforzarnos todo lo que podamos para dar lo mejor de nosotras mismas. La ambición del «tener más» es pan para hoy y hambre para mañana, porque realmente no nos va a dar satisfacción ni plenitud ni sentido ni paz. Por lo tanto, la ambición es buena siempre y cuando nos lleve a prosperar en la dirección adecuada.

Lo que realmente nos llena es conectar con la ambición de desarrollar nuestro don, para vivir con pasión en la buena dirección.

Eso es nuestro de verdad, lo único que quizás nos llevaremos a otra vida. Y si no nos lo llevamos, al menos nos ayudará a dormir en paz, a estar tranquilas con nosotras mismas, a sentirnos felices y plenas.

Menús y recetas

A estas alturas, no voy a indicarte menús concretos, porque tienes herramientas suficientes para poder diseñarte tus menús en función de cómo te encuentres en cada momento, de la estación del año y de los objetivos que persigas (tener más energía, adelgazar, depurar después de un exceso, relajarte, mejorar la digestión, recuperarte después de un esfuerzo).

Sí que te ofrezco a continuación algunas recetas más para completar los platos que hemos visto hasta ahora.

Crema de mijo con verduras

Ingredientes
- 1 taza de mijo biológico
- 1 taza de cebolla picada
- 1 taza de coliflor cortadita
- 5 tazas de agua mineral
- Un poco de leche de avena (opcional)
- 1 trozo de alga kombu
- Aceite de sésamo o de oliva
- Sal marina
- Algunas semillas de sésamo, calabaza o girasol tostadas
- Cebollino o perejil picado

Se prepara así:

Lavar bien el mijo bajo el grifo, escurrir y tostarlo unos minutos en una sartén sin aceite (opcional). Saltear la cebolla en una cacerola con aceite y sal. Añadir la coliflor, el mijo, una pizca de sal y el agua. Tapar, llevar a ebullición y cocinar a fuego lento durante 35 minutos, con difusor de calor. Triturar bien con el tenedor y servir con semillas de sésamo tostadas trituradas, o con semillas de calabaza o de girasol tostadas, y con un toque de cebollino o perejil picado.

Sobre esta receta, es interesante que sepas:
Podemos cambiar la cebolla por puerros y la coliflor por calabaza. Si lo queremos más salado, podemos espolvorear media cucharadita de gomasio. Si se quiere una textura más cremosa, se puede añadir la leche vegetal al principio. Podemos aplicar la misma receta con idénticas cantidades para la quinoa, el trigo sarraceno y los copos de centeno, cebada o maíz. Tonifica la digestión y el sistema linfático. Es depurativa y energizante. Va muy bien para los diabéticos y para adelgazar. Aumenta la concentración.

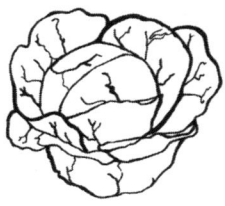

Paella vegetariana a la marinera

Ingredientes
- 1 paquete de seitán o tofu (en cubitos)
- 2 zanahorias cortadas en cuadraditos
- 1 cebolla cortada en cuadraditos
- 1 ajo o la cantidad equivalente de jengibre picado
- 1 taza de arroz integral de grano largo
- ½ taza de apio picado
- Azafrán o ½ cdta. de café de cúrcuma
- 2 tiras de alga wakame (en remojo y cortada)
- 2 cdas. de alga hiziki cocida
- Limón
- Perejil

Se prepara así:

Lavar el arroz, colocarlo en una cazuela junto con dos tazas de agua, azafrán o cúrcuma al gusto y una pizca de sal. Tapar y llevar a ebullición, reducir el fuego al mínimo y cocer durante 40 minutos con difusor. Saltear el ajo o la cantidad equivalente de jengibre en una cazuela ancha, con un poco de aceite. Inmediatamente, añadir la cebolla y una pizca de sal. Saltear durante 10 minutos. Incorporar el seitán y las verduras y saltear 5 minutos más. Añadir media taza de agua caliente, la wakame cortada y el arroz hervido. Mezclar con cuidado, tapar y cocinar a fuego lento unos minutos para que el arroz se integre con las verduras. Decorar con las hiziki cocinadas, unas rodajas de limón y perejil picado.

Sobre esta receta, es interesante que sepas:
Tomar sólo de vez en cuando, pues es un plato rico, nutritivo y reconstituyente, que requiere fuerza digestiva. Idóneo como plato único.

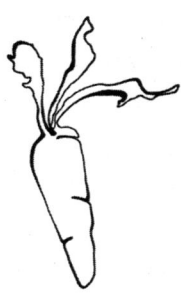

Caldo depurativo de daikon

Ingredientes

- 100 g de daikon seco (nabo seco rallado)
- 4 setas shiitake
- Alga kombu
- 1 litro de caldo de verduras
- Shoyu

Se prepara así:

Dejamos el daikon en remojo durante media hora. Luego cortamos las setas shiitake, sin los tallos, en láminas finas y las ponemos a remojar también media hora. Hacemos lo mismo con una tira de alga kombu partida en pedazos. Preparamos un litro de caldo de verduras frescas, con apio, cebolla, zanahoria y nabo, y lo reservamos. En el fondo de una olla colocamos el alga kombu ya remojada (aunque sin el agua), agregamos el daikon con el agua de su remojo y las setas shiitake, también con el agua de su remojo. Lo ponemos a hervir y lo cocinamos a fuego lento unos 45 minutos, hasta que la kombu esté muy blanda. Cuando ya lo tenemos, añadimos el caldo de verduras y lo condimentamos con unas gotitas de shoyu o de tamari.

Sobre esta receta, es interesante que sepas:

Éste es un caldo muy depurativo. ¡Ojo con usarlo de cualquier manera! Tómalo sólo cuando veas que tienes que depurar.

Caldo de kombu (remineralizante)

Ingredientes
- Verduras básicas: cebolla, puerro, apio, nabo, zanahoria, col y alga kombu
- Agua mineral
- Shoyu

Se prepara así:
Llenar una olla con 1 litro y ½ de agua mineral fría y añadir una tira de alga kombu y las partes menos vistosas de las verduras que se utilicen para otros platos, así como las que ya tengan poca presencia. No añadir sal, para que todos los nutrientes de las verduras pasen al caldo. Llevar a ebullición y hervir a fuego lento y medio tapado, durante 30 minutos. Antes de colar el caldo, retirar la kombu (lavarla bajo el grifo y reservar en la nevera, destapada, para utilizarla en una cocción posterior).En verano, se puede hervir sólo la kombu, guardar en la nevera y añadir alguna verdura cada vez que se quiera preparar el consomé; hervir de 7 a 10 minutos.

Sobre esta receta, es interesante que sepas:
Se trata de una sopa remineralizante, excelente para el sistema nervioso y para eliminar toxinas y depurar los tejidos (si no se le añade pescado). Este caldo, con pescado, no es depurativo sino reconstituyente.

Tempeh con almendras o nueces

Ingredientes

- 2 cebollas cortadas en medias lunas
- 250 g de tempeh fresco, cortado en trozos medianos
- 150 g de almendra natural picada o nueces troceadas
- 100 g de setas en láminas
- 2 cdas. de shoyu
- 1 cdta. de ralladura de limón ecológico
- Un trozo de alga kombu, en remojo durante 20 minutos
- Perejil fresco picado
- Tamari

Se prepara así:

Saltear la cebolla con una pizca de sal 10 minutos. Añadir las setas, el alga kombu con el agua de remojo, el tempeh y una cucharada de tamari. Agregar agua de modo que cubra el tempeh por la mitad, y cocer a fuego bajo 60 minutos. Añadir la ralladura de limón y las almendras y cocer 5 minutos más. Rectificar el sabor con más tamari, remover y servir con perejil picado.

Sobre esta receta, es interesante que sepas:

Plato muy nutritivo y proteico, tonifica y refuerza el hígado y los intestinos. Tiene efecto lubrificante en el pulmón. Con nueces, es lubrificante y tonificante de la energía sexual y la zona lumbar. Evitar si la digestión es muy débil.

Alga arame con cebolla y zanahoria

Ingredientes
- 1 taza de alga arame
- ½ taza de cebolla picada
- ½ taza de zanahoria cortada en dados
- 1 cda. de aceite de sésamo de primera presión en frío
- ½ cda. de shoyu

Se prepara así:
Pincelar una sartén con el aceite y saltear las verduras con una pizca de sal. Añadir sobre ellas el alga arame y una taza de agua. Tapar y cocer a fuego bajo durante 20 minutos.
Destapar, agregar el shoyu y dejar cocer unos minutos hasta que el agua se evapore completamente. Mezclar bien y servir un par de cucharadas en el plato.

Sobre esta receta, es interesante que sepas:
La hiziki tiene un potente efecto remineralizante y calcificante (14 veces más calcio que la leche). Es excelente para combatir el cansancio, los miedos y tonificar los riñones, así como para fortalecer los huesos. Hecho con arame, los resultados son similares pero con un efecto más limpiador sobre los riñones, las vías urinarias, la próstata, el útero y la vagina, por lo que ayuda en cistitis y distintos problemas genitourinarios.

Salsa de miso y nueces

Ingredientes
- 7/8 nueces peladas, tostadas y picadas pequeñas
- 2 cdas. soperas de zumo de naranja
- 2 cdas. soperas de aceite de oliva o sésamo
- 1 cdta. de postre de miso blanco
- 1 cdta. de postre de vinagre de arroz
- 1 cdta. de postre de cáscara de naranja rallada

Se prepara así:
Tostamos las nueces en una sartén sin aceite, hasta que estén doradas. Mezclar bien todos los ingredientes en un mortero o en un bol.
Es una salsa adecuada para acompañar verduras como la escarola, la endivia, la achicoria...

Sobre esta receta, es interesante que sepas:
Las salsas con miso, en general, estimulan la digestión y tonifican el metabolismo.
Si llevan algún ingrediente ácido, pueden favorecer la concentración. Cuando contienen jengibre, se potencia todavía más el efecto digestivo.
En casos de síntomas de calor interno (sed, picores, insomnio, ansiedad, etc.) hay que evitar este ingrediente. Si la salud es delicada o hay problemas digestivos, no son aconsejables las salsas que contienen tahín.

Peras con canela

Ingredientes
- 6-8 peras dulces
- 8 nueces del país, peladas y partidas
- Piel de 1 limón biológico
- Canela (en polvo o en rama)

Se prepara así:
Cortar las peras y ponerlas a hervir tapadas a fuego bajo, junto con la piel del limón troceada y la canela, de 5 a 7 minutos. Dejar enfriar y servir con las nueces previamente tostadas en una sartén sin aceite.

Sobre esta receta, es interesante que sepas:
Elimina flemas del pulmón, desintoxica e hidrata, ayuda a la digestión, tonifica la energía en los riñones y fortalece la zona lumbar.

Manzanas con granola

Ingredientes
- 750 g (aprox.) de manzanas
- 1 taza de zumo de manzana biológico
- Una pizca de sal marina

Para la granola:
- 1 taza de copos finos de avena
- ½ taza de harina integral
- ½ taza de semillas de girasol
- ½ taza de pasas de Corinto
- 3 cdas. de melaza de trigo o concentrado de manzana
- 3 cdas. de aceite de maíz, sésamo o girasol
- Ralladura de naranja (al gusto)
- Canela en polvo (al gusto)

Se prepara así:

Mezclar todos los ingredientes para la granola, empezando por los secos y añadiendo el aceite y la melaza un poco caliente. Pelar y cortar las manzanas en finos gajos y colocarlas en una fuente para horno. Añadir unos granitos de sal sobre las manzanas y rociar con una taza de zumo de manzana. Cubrir las manzanas con la mezcla (granola) y hornear durante 10 minutos con tapa o cubierto con papel vegetal. Destapar y dejar 10 minutos más o hasta que esté crujiente.

Sobre esta receta, es interesante que sepas:
Es energizante, tonificante y reconfortante. Ayuda a producir fluidos, hidratante y reconstituyente. Combate la sequedad en general. Es ideal para personas con buen nivel digestivo. Tonifica suavemente los riñones y el hígado. Si se hace la versión con peras, ayuda a disolver mucosidades y lubrica el pulmón. Es mejor evitarla si se está bajo de energía.

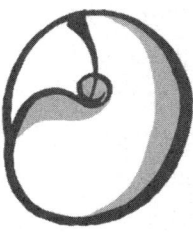

Nishime de verduras

Ingredientes
- Una o varias verduras: cebolla, calabaza, zanahoria, nabo, puerro, col, coliflor o col lombarda
- ½ taza de agua mineral
- 1 cda. de tamari o shoyu
- Un trozo de alga kombu de 5 cm (en remojo durante 15-30 minutos)
- Aceite de sésamo de primera presión en frío (opcional)

Se prepara así:
Remojar el alga kombu unos minutos y cortar en cuadraditos. Limpiar y cortar las verduras en trozos de al menos 2 cm. Poner el alga kombu con su agua de remojo en una cacerola. Añadir media taza de agua y colocar encima las verduras, dispuestas en capas, empezando por la cebolla en la primera capa del fondo. Cocer a fuego lento y con tapa durante 25 minutos, y añadir el tamari al final. Dejar un minuto más y remover las verduras.

Sobre esta receta, es interesante que sepas:
Este plato fortalece la digestión, el estómago, el páncreas y el sistema linfático. Es ideal para combatir la diabetes y la hipoglucemia.
Ayuda en las enfermedades reumáticas, y también está indicado para el estado de decaimiento energético. Va bien para limpiar y depurar el organismo. Con seitán o tofu es un plato más reconstituyente.

Nituke de verduras

Ingredientes
- 2 puerros, 2 zanahorias y 1 calabacín en trozos medianos
- Aceite de sésamo de primera presión en frío
- Tamari o shoyu
- Jengibre rallado y exprimido (opcional)

Se prepara así:
Calentar una cacerola de fondo grueso con tan sólo el aceite necesario para que las verduras no se peguen.
Saltear las verduras a fuego fuerte durante 5 minutos.
Tapar y cocer a fuego lento, removiendo de vez en cuando, unos 20 minutos.
Añadir un poco de salsa de soja hacia el final de la cocción.

Sobre esta receta, es interesante que sepas:
El nituke es un salteado de verduras muy apropiado para otoño, invierno y principio de primavera, pues se cocina tapado y a fuego lento, durante 20-25 minutos.
Las combinaciones con cebolla, zanahoria, puerro, chirivía y nabo son excelentes para fortalecer la digestión y los intestinos, así como para tonificar los riñones y fortalecer la vejiga y el cuerpo en general.

Sopa de miso

Ingredientes
- 1 cebolla cortada fina
- 1 hoja de col cortada bien fina
- 1 zanahoria
- 5 cm de alga wakame, remojada y cortada a trocitos
- 1 litro de agua mineral o caldo de verduras o de pescado
- 1 cda. de aceite de sésamo o de oliva prensados en frío
- 1 cda. rasa de miso de cebada (no pasteurizado)
- Perejil fresco picado

Se prepara así:
Calentar una olla pincelada con un poquito de aceite, añadir la cebolla y saltearla durante 5 minutos con una pizca de sal.
Añadir la col, la zanahoria y el alga, cubrir con el agua mineral y hervir durante 15 minutos a fuego suave y con la olla medio tapada.
Poner el miso en un bol y diluirlo con un poco del mismo caldo. Añadirlo a la sopa y dejar cocer con el fuego al mínimo, sin que hierva, durante 3 minutos.
Servir caliente con perejil fresco picado.

Sobre esta receta, es interesante que sepas:
Este plato tonifica la energía, mineraliza y alcaliniza la sangre, activando la circulación y eliminando el cansancio.
Tiene importantes propiedades antirradiactivas y elimina metales pesados. Potencia la digestión y los riñones.

La seta shiitake ayuda a relajar y desintoxicar el hígado, quita tensión y ayuda a eliminar la proteína animal acumulada en el cuerpo.

El daikon, nabo seco rallado, de venta en herbolarios, ayuda a eliminar la grasa y el exceso de líquidos del cuerpo. Asimismo, baja el nivel de colesterol y de triglicéridos en la sangre y combate la arteriosclerosis.

¡SIÉNTETE RADIANTE!

Caldo depurativo con daikon y shiitake

Ingredientes
- 100 g de daikon seco, remojado durante media hora en agua, de modo que lo cubra
- 4-5 shiitakes, remojados durante media hora, sin tallos y finamente cortados
- 2 tiras de alga kombu de 15-20 cm, remojadas y cortadas finamente
- El agua de remojo del daikon y de los shiitakes
- 1 litro de caldo de verduras fresco y salsa de soja (shoyu)

Se prepara así:
Colocar el alga kombu en el fondo de la olla. Agregar el daikon y los shiitakes junto con el agua de remojo, y luego añadir agua hasta que cubra; tapar y llevar a ebullición.
Cocinar a fuego lento, durante 45 minutos o hasta que la kombu esté muy blanda.
Añadir el caldo de verduras y condimentar con unas gotas de salsa de soja.

Sobre esta receta, es interesante que sepas:
Éste es un plato muy depurativo y sólo debe tomarse cuando realmente se requiere, o si el médico lo indica. Sirve para eliminar el exceso de sal, grasa y toxinas, especialmente de origen animal. Contribuye a eliminar la ansiedad y es de mucha

ayuda para quienes siguen dietas de adelgazamiento y para combatir la arteriosclerosis.

Introducir

condimentos variados, especias, kuzú

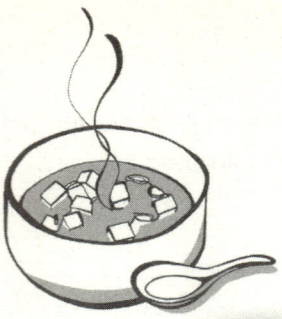

Plato estrella

sopa de miso

Claves

cada sabor tiene sus propiedades
....
las formas de cocción pueden cambiar las propiedades energéticas del alimento
....
los alimentos crudos suelen ser más indigestos que cocinados
....
conoce los alimentos fríos, frescos, neutros, tibios y calientes (consulta las tablas)
....
cocina con los utensilios adecuados

Limpieza

elimina los productos tóxicos
....
introduce productos saludables

Adelgazar

aumenta tu energía para metabolizar bien lo que comes y eliminar los residuos de forma eficiente

evita todo lo que enfríe tu «fuego digestivo»

introduce bebidas que ayuden a eliminar grasas y drenar tóxicos

vive el proceso con presencia e intención

ten prudencia con los productos *light*

haz ejercicio de forma regular

respira conscientemente

tonifica el suelo pélvico

Pies

alterna los tacones con zapatos cómodos y planos

siempre que puedas, camina descalza sobre la tierra, la arena y la hierba

Suelo pélvico

tonifica los músculos de la zona para evitar las pérdidas de orina y prolapsos

empieza por diez contracciones cinco veces al día y aumenta paulatinamente

puedes hacerlas en cualquier momento y en cualquier lugar

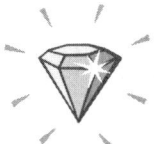

Conclusión: ¡puedes hacerlo!

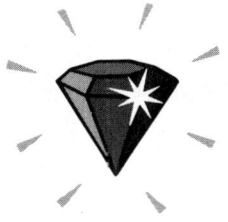

Hemos llegado al final. Si has ido aplicando los diferentes consejos y siguiendo el método a medida que has ido leyendo el libro, te felicito, pues seguramente a estas alturas ya eres una mujer radiante y tú y los que te rodean estaréis disfrutando de los resultados de tu coraje y tus saludables hábitos.

Si lo has leído de un tirón y, por lo tanto, todavía no has puesto en práctica ningún consejo, es el momento de ponerse en marcha. Aplica lo que hemos visto juntas, empezando por el principio y avanzando a tu ritmo. Hazlo según tus posibilidades, sin agobiarte ni correr, pues se trata de un cambio que tienes que ir interiorizando para que se convierta en algo permanente.

Hacerlo o no está ahora en tus manos, igual que hacerlo mejor o peor. Mi consejo es que seas ambiciosa y tengas coraje para ser la mejor versión de ti misma. Confía en tu potencial, conecta con las chispas de tu intuición hasta convertirlas en tu visión y avanza. Haz los cambios que sean necesarios para que tu cuerpo, tu mente, tus emociones y tu espíritu ¡estén siempre radiantes!

Mujeres radiantes, abuelas, madres, hermanas, hijas, amigas, novias, directivas, profesoras, doctoras, periodistas, políticas, cocineras, diseñadoras, limpiadoras, estudiantes, enfermeras, campesinas, artistas..., cada una desde su sitio, con sus buenos hábitos, irradiando vitalidad, serenidad, equilibrio, visión positiva a sus familias, a su entorno, influiremos para lograr una sociedad más consciente, más sana, más sensata, más justa y más sostenible. Una vez más, no lo dudes, ponte manos a la obra y ¡siéntete radiante!

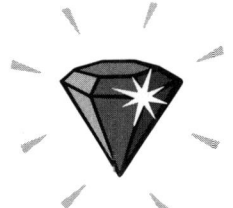

LOS 12 PRINCIPIOS DE LA MUJER RADIANTE

1. Se alimenta de forma saludable porque conoce las propiedades de los alimentos, y siempre prefiere los que son equilibrados que la nutren y regeneran

2. Evita los tóxicos que la desvitalizan y la desequilibran, sean alimentos u otras sustancias

3. Respira de forma consciente

4. Hace ejercicio de forma regular y sabe cómo recuperarse del desgaste que esto le supone

5. Duerme las horas necesarias para regenerarse

6. Dedica unos minutos al día para **calmar la mente**, generar silencio interno y conectar con su intuición y su esencia

7 Tiene una **actitud optimista** ante la vida y no se deja llevar por los pensamientos y emociones negativas

8 **Conoce sus talentos y virtudes**, es realista y sabe lo que quiere, escucha pero no se deja dirigir por lo que piensan o dicen los demás

9 Tiene una **mirada abierta** y respetuosa hacia lo diferente, es consciente de que todo está interconectado

10 Conoce la diferencia entre el apego y **el amor**, evita el primero y abraza el segundo

11 **Da las gracias** por lo que tiene y es consciente de que todo cambia y nada permanece, por lo que no ambiciona tener, sino ser la mejor versión de sí misma

12 **Irradia vitalidad**, confianza, pasión, generosidad y serenidad, y contagia su espíritu a los que están a su alrededor

Agradecimientos

A mis hijos, que me inspiran constantemente. Los adoro y me motivan cada día a dar lo mejor de mí.

A mi padre, que ya no está entre nosotros, pero que dejó un sello imborrable. A mi madre, por transmitirme siempre optimismo, por su alegría y amor por la vida.

Al Dr. Jorge Pérez-Calvo, del que he aprendido todo lo que sé sobre el uso de los alimentos, y al que considero mi médico de referencia. Le he visto tratar con éxito a cientos de pacientes, y su dedicación, buen hacer, coherencia y experiencia son para mí una fuente de inspiración y coraje. Gracias, Jorge, por compartir conmigo tu sabiduría y profundidad.

A todos los maestros reconocidos que me han enseñado.

A todos los maestros anónimos que he encontrado y sigo encontrando.

A todas las personas con las que he compartido y comparto buenos momentos, y muchas gracias a las que me han enfrentado a las dificultades.

Gracias también a quienes han ayudado a que este libro sea una realidad; gracias, Marta Sevilla, y gracias, Josep López. Gracias a todo el equipo de ¡*Siéntete radiante!*, y gracias a todos los que me habéis dado ánimos para escribirlo. Vuestra confianza ha sido clave para mí.

Sé tú misma...

«*Las personas a menudo son irrazonables, ilógicas y egoístas,
perdónalas, de todas maneras.
Si eres amable, te acusarán de tener motivos egoístas,
sé amable, de todas maneras.
Si tienes éxito, te ganarás falsos amigos y verdaderos enemigos,
ten éxito, de todas maneras.
Si eres honesto y franco,
probablemente te criticarán,
sé honesto y franco, de todas maneras.
Aquello que te costó años construir,
puede ser destruido en una noche,
construye de todas maneras.
Si encuentras serenidad y felicidad,
probablemente te tengan celos,
sé feliz de todas maneras.
El bien que haces hoy
a menudo lo olvidarán mañana,
haz bien de todas maneras.
Dale al mundo lo mejor de ti,
y nunca será bastante,
da lo mejor de ti de todas maneras.
Sabes, al fin y al cabo, al final del camino se trata de algo entre tú
y Dios, nada tiene que ver con ellos, de todas maneras.*»

Madre Teresa

Bibliografía recomendada

¡Siéntete radiante! es sólo una pequeña muestra del conocimiento que encierran libros y recursos como los que te propongo a continuación. Verás lo apasionante que puede resultar tener ciertos conocimientos, y lo útil que esto puede ser para tu vida.

En www.sienteteradiante.com/tienda/libros tendrás acceso a todos los libros de esta lista:

- **LOS ALIMENTOS CONTRA EL CÁNCER**
  Beliveau, Richard, RBA
- **EL MILLONÉSIMO CÍRCULO**
  Bolen, Jean Shinoda, Kairós
- **MENSAJE URGENTE A LAS MUJERES**
  Bolen, Jean Shinoda, Kairós
- **EL GRAN LIBRO DE LA CASA SANA**
  Bueno, Mariano, Martínez Roca
- **EL ESTUDIO DE CHINA**
  Collin Campbell, T., Sirio
- **AMOR CURATIVO A TRAVÉS DEL TAO, CULTIVANDO LA ENERGÍA SEXUAL FEMENINA**
  Chia, Mantak y Maneewan, Mirach

- **EL ASPARTAMO Y OTROS EDULCORANTES**
  Darrigol, Jean-Luc, Obelisco

- **SUGAR BLUES**
  Dufty, William, Asesoría Técnica de Ediciones

- **INTELIGENCIA EMOCIONAL**
  Goleman, Daniel, Kairós

- **EMOCIONES DESTRUCTIVAS, CÓMO ENTENDERLAS Y SUPERARLAS**
  Goleman, Daniel, Kairós

- **MEDICINA CHINA: UNA TRAMA SIN TEJEDOR**
  J. Kaptchuk, Teel, La Liebre de Marzo

- **EL LIBRO DE LA MACROBIÓTICA**
  Kushi, Michio, Edaf

- **EL ALMA DEL MUNDO**
  Lenoir, Frédéric, Ariel

- **LA VERDAD SOBRE LOS TRANSGÉNICOS: ¡NUESTRA SALUD ESTÁ EN JUEGO!**
  Lepage, Corinne, Icaria

- **EARTHING, CON LOS PIES DESCALZOS**
  Ober, Clinton, Sirio

- **DISRUPCIÓN HORMONAL: EXPOSICIÓN HUMANA**
  Olea, Nicolás, Díaz de Santos

- **ALIMENTOS QUE CURAN**
  Pérez-Calvo, Jorge, y Benítez, Pilar, Oniro

BIBLIOGRAFÍA RECOMENDADA

- **NUTRICIÓN ENERGÉTICA Y SALUD**
  Pérez-Calvo, Jorge, DeBolsillo
- **¡REVITALÍZATE!**
  Pérez-Calvo, Jorge, Integral
- **NUTRICIÓN ENERGÉTICA PARA LA SALUD DEL SISTEMA DIGESTIVO**
  Pérez-Calvo, Jorge, Edaf
- **NUTRICIÓN ENERGÉTICA PARA LA SALUD DEL HÍGADO Y LA VESÍCULA**
  Pérez-Calvo, Jorge, Edaf
- **MUJERES QUE CORREN CON LOS LOBOS**
  Pincola Estés, Clarissa, Ediciones B
- **LA LECHE QUE NO HAS DE BEBER**
  Roman, David, Mandala
- **EL LIBRO TIBETANO DE LA VIDA Y DE LA MUERTE**
  Rimpoché, Sogyal, Urano
- **HEALTHY AT 100: THE SCIENTIFICALLY PROVEN SECRETS OF THE WORLD'S HEALTHIEST AND LONGEST-LIVED PEOPLES**
  Robbins, John, Ballantine Books
- **DIET FOR A NEW AMERICA: HOW YOUR FOOD CHOICES AFFECT YOUR HEALTH, HAPPINESS AND THE FUTURE OF LIFE ON EARTH**
  Robbins, John, H. J. Kramer
- **LOS 4 ACUERDOS**
  Ruiz, Miguel, Urano

- **MEDICINA ENERGÉTICA PARA MUJERES: ALINEA LAS ENERGÍAS DE TU CUERPO PARA MEJORAR TU SALUD Y VITALIDAD**
  Eden, Donna y David Feinstein, Obelisco

- **UN VIAJE A TU CEREBRO**
  Casafont Vilar, María Rosa, Ediciones B

- **LA SABIDURÍA DE LA MENOPAUSIA: CUIDA DE TU SALUD FÍSICA Y EMOCIONAL DURANTE ESTE PERÍODO DE CAMBIOS**
  Northrup, Christiane, Urano

- **MADRES E HIJAS: SABIDURÍA PARA UNA RELACIÓN QUE DURA TODA LA VIDA**
  Northrup, Christiane, Urano

Glosario

A

abscesos, 177
aceite
- de cáñamo, 173, 175, 178
- de coco, 173, 178, 255, 290
- de girasol, 173, 175, 230, 235, 322
- de lino, 173, 175-177
- de maíz, 322
- de oliva, 46, 108-109, 112-114, 117, 124-125, 128, 151, 173, 175-178, 217, 226, 231, 233, 312, 320, 326
- de onagra, 178, 206, 284
- de primera presión en frío, 24, 46, 48-49, 76-77, 79, 118, 125, 171, 174, 177, 223, 228, 283, 290, 319, 324-325
- de sésamo, 62, 76, 107, 111, 118, 121, 124, 128, 143, 151, 153, 173, 175-177, 216, 223, 226-231, 233-236, 254, 312, 319-320, 322, 324-326
- de soja, 175-176

aceituna, 141, 249, 262
acelga, 39, 113, 127, 160, 171, 182, 185-186, 188-189, 253, 260
achicoria, 262, 320
acidez, 56, 135-136, 246, 263
acidificante, 54, 135, 137-138, 161, 166, 186, 238
ácidos grasos esenciales, 35, 49, 75-76, 140, 152, 170, 175, 177, 284, 289
acné, 177
acumulaciones, 174, 177, 244, 274, 288
adelgazar, 15, 28, 82, 142, 145, 147, 194, 241, 267-278, 287, 311, 313, 329, 333
aditivos químicos, 37, 40

agradecimiento, 86, 205, 213, 308-309
agua, 38, 56, 71-72, 74, 80-81, 111-112, 141-143, 152, 166, 168, 183-184, 192-196, 202, 252-253, 262-263, 269, 273, 280-281, 295
ajo, 46, 62, 121, 125, 182, 228, 249, 260-261, 314
albahaca, 233, 258, 261
alcachofas, 80, 143, 219, 226
alcalinizante, 138-139, 182, 193
alcohol, 27, 31, 40, 55-59, 71, 108, 130, 135, 137, 158, 161, 249, 270
alergias, 42, 125, 144, 191, 279, 296
alfalfa, 249, 252, 262
algas, 28, 34, 38, 47, 59, 63, 80-81, 130, 136-137, 139, 152, 158-159, 169, 194, 197, 238, 250, 264-265, 319
  kombu, 47, 63-64, 72, 75, 115-116, 123-124, 149, 159, 193, 202, 221, 231, 238, 272, 278, 312, 316-318, 324, 328
  nori, 83, 119, 159-160, 250
  wakame, 47, 121, 129, 143, 159, 265, 314, 326

alimentos
  calientes, 65, 177, 247-249, 330
  extremos, 27, 31, 33, 35, 55, 59, 78, 130, 140, 170, 246, 270
  frescos, 247-248, 250, 330
  fríos, 247-248, 250, 330
alubias, 35, 38, 46, 61, 107, 111, 197
amaranto, 35, 38, 63, 148-149, 159-160, 191, 272
aminoácidos, 62, 77, 122, 140, 145, 148, 151-152, 158
ano, 292, 294-295
ansiedad, 65, 142, 166, 182, 187, 200, 236, 247, 259, 276, 320, 328
apio, 39, 111, 118, 121, 128, 182, 184, 189, 250, 260, 266, 272, 278, 314, 316-317
arándano, 39, 53, 109, 150, 262
arroz, 31, 34-35, 38, 48, 50, 61, 63, 67-70, 74-76, 78, 80-83, 108, 140-142, 144, 146, 148-149, 177, 191, 197, 218, 252, 264, 271
  basmati, 69
  bolas de, 70, 82-83, 110

GLOSARIO

dulce, 88, 69, 249
integral, 34, 38, 45, 48, 67, 69-70, 75-76, 82, 107, 110, 113-120, 122, 148-149, 159-160, 171, 192, 216, 249, 265, 271, 278, 314
salvaje, 38, 69
semi integral, 75
aspartamo, 40, 107, 276-277, 344
atmósfera interior, 305, 331
aturdimiento, 177
autenticidad, 94, 211
autoestima, 202, 297
avena, 35, 38, 45, 52-54, 109, 145-146, 160, 170, 191, 216, 221, 238, 249, 254, 260, 322
copos finos de, 45, 53, 145, 170, 216, 221, 322
azafrán, 249, 258, 261, 314
azúcar, 27, 31, 34, 36-37, 40, 51-56, 59, 72, 78-79, 107-109, 124, 130, 135, 137, 156, 158, 161, 166, 170, 174, 220, 245, 260, 269, 270
de caña, 37, 40
azuki, 35, 38, 46, 61, 107, 111, 113, 124, 137, 160, 193, 197, 216-217, 249, 271, 273, 278

B

bardana, 39, 184
bazo, 98
bebida, 31, 34, 37-40, 47, 53, 55-56, 71-73, 82, 107, 109-110, 114, 130, 133, 135-137, 146, 162-164, 170, 191-195, 238, 272-273, 278, 333
berenjena, 39, 80, 161, 182, 186, 250, 260
betacarotenos, 49, 182, 289, 332
bienestar, 11-12, 14, 22, 29, 34, 77, 81, 84-85, 88, 94, 101, 103, 144, 172, 179, 205, 207, 214, 243-244, 246, 285, 298, 308
bifenoles, 43
bloqueo, 55, 65, 84, 184, 201, 290
brécol, 39, 127, 185
brócoli, 39, 111, 158, 160, 182, 185, 189, 216, 253
bulgur, 35, 38, 144

C

cabello, 49, 63, 159, 290
cabeza, dolores de, 78, 164, 177, 276

café, 39, 47, 71, 78-79, 110, 133, 137, 161-165, 245, 262, 272
- de cereales, 48, 52-53, 130, 137-138, 146, 164, 170, 216-220, 271, 278

calabaza, 39, 111, 113-114, 126, 128, 150, 182, 185, 189, 216, 219, 221, 231, 249, 253-254, 260, 272, 289, 313, 324, 332

calcio, 54, 72, 139-140, 148, 152, 158-161, 163, 178, 222, 265, 319

caldo, 38, 50, 72, 76, 143, 154, 184, 189, 192, 197, 202, 220, 264-265, 272, 274, 278, 316-317, 326, 328

caléndula, 286

calidad orgánica, 31, 41-45, 57

calma, estar en, 24, 73, 88, 90, 99, 145, 195, 221, 338

canela, 249, 260, 321-322
- en rama, 46, 128, 192, 221, 321

cansancio, 55-56, 58, 60, 62, 80, 142-143, 154, 164, 166, 172, 186, 193, 199, 202, 283, 289, 292, 319, 326

capacidad pulmonar, 89

cardamomo, 61, 111, 258, 261

carminativos, condimentos, 46, 111

carne, 14, 27, 31, 33, 36, 40, 43, 46, 48, 51, 59-61, 64-66, 71-73, 79, 108, 130, 137-138, 140, 156, 158, 160-161, 163, 166, 171, 185, 193, 196-197, 238, 245, 269-270, 287

cava, 56

cebada, 35, 38, 138, 147-148, 154, 159, 164, 192, 228, 238, 250, 254, 260, 271, 313

celulitis, 60

centeno, 35, 38, 147, 238, 262, 271, 278, 313

cereales integrales, 24, 31, 34-35, 48, 52, 59, 67-68, 76, 79, 110, 136-138, 140, 148, 158-159, 165, 169, 260

cerebro, 23, 75, 89, 99, 136, 299

cervicales, 92, 99, 305

champán, 56

chirivía, 39, 111, 182, 184, 198, 231, 325

chocolate, 33, 40, 56, 81, 108, 130, 161, 165-167

circulación, 63, 138, 199, 204-205, 275, 286, 290, 326, 332

ciruelas, 39, 53-54

clorofila, 159, 175, 185

GLOSARIO

cocción, 47, 61, 72, 74-76, 85, 117, 121, 123, 126, 139, 142-144, 148, 166, 196, 229, 241, 247, 251-257, 265, 273, 317, 325, 330
coco, 39, 202
col, 39, 126-127, 158-160, 182, 185, 249, 253, 317, 324, 326
coles de bruselas, 185
colesterol, 66, 152-153, 177, 194, 199, 327
coliflor, 39, 111, 126-128, 150, 158, 182, 185, 189, 249, 253, 312-313, 324
colorantes, 37, 40, 43
comino, 46, 61, 75, 111, 185, 258
complementos, 42, 49, 202
concentración, capacidad de, 24, 83, 88-89, 261
condición, 18, 25, 135, 168, 172 199, 268, 274
condimentos, 28, 34, 38-39, 46-47, 62, 86, 107, 112, 130, 136, 139, 153-154, 173, 194, 197, 218, 238, 241, 255, 258-264, 272, 278, 330
confianza, 132, 205, 212, 291, 305, 339
congelados, 37, 40, 46, 81, 190

conservantes, 41, 43, 46, 72, 175
constitución, 25, 56, 73, 168, 198, 260, 263
contracción, 33, 57, 293, 333
cosméticos, 13, 49, 94, 290, 332, 349
creatividad, 18, 21, 65, 84, 204, 209, 258
crema
 de arroz, 109, 114, 116
 de cereales, 45, 142, 145, 147, 150, 170, 218, 221, 271, 278, 312
 de leche, 40, 80
 de leche de avena, 233-234
 de legumbres, 75
 de verduras, 79-80, 113, 128, 171, 216, 219, 272
 hidratante, 49, 84, 290
cúrcuma, 197, 261, 314
curiosidad, 213
cuscús, 35, 38, 144

D

depurativo, 68, 116, 124, 147, 151, 153, 184, 220, 223, 226, 264, 271-272, 274, 316-317, 328
desapego, 308-309

descanso, 136, 202, 204-206, 291, 299-300
diálogo interno, 202
diente de león, 250, 262
dieta equilibrada, 19, 33-34, 48, 135-136, 168, 170, 289
digestión, 42, 55-56, 68-70, 73, 75-76, 111, 115, 120, 126, 129, 141, 146-147, 150-151, 153, 163, 175, 178, 185, 192, 198, 223, 225-226, 235-236, 247, 254, 259-263, 265, 271-272, 275, 311, 313, 318, 320-321, 324-326
  pesada, 177, 183
dispersión, 37, 51, 54, 166, 186
don, 24, 104-106, 309

E

ecológico, cultivo, 42, 57, 79, 164, 166
eczema, 177
ejercicio, 11, 13-14, 18, 25, 29, 67, 85, 88-91, 105-106, 133, 136, 161, 189, 199-202, 205, 207, 210, 239, 244-245, 275-276, 278, 293-295, 297, 306, 331, 333, 338
electrones, 299-300
embarazo, 23, 287, 292
embutido, 33, 36, 40, 48, 59, 65, 73, 79, 82, 108, 137, 140, 158, 238, 269
emociones, 13-14, 18, 25, 28-29, 33, 55, 57, 60, 65, 84, 91, 93, 100, 103, 115-116, 157, 166, 185, 195, 207-211, 221, 239, 243, 290, 302-304, 336, 339
endivia, 39, 111, 182, 185, 262, 320
eneldo, 258
energía
  celeste, 23
  corporal, 25
  terrestre, 23
enlatados, 27, 37, 40, 42-43, 108, 130
ensalada, 47, 49, 69, 75, 79-81, 111, 114, 127, 141, 146, 169, 183, 184, 186, 217-220, 224, 267, 270
envejecimiento, 19, 24, 67, 77, 163, 175-176, 210, 282, 289
enzimas, 52, 171, 174-175, 265, 272
equilibrio, 17, 22, 27, 31, 106, 109, 168, 179, 187, 200, 201, 239, 246-247, 260, 285, 300-301, 336

GLOSARIO

escaldado, 251, 253
escarola, 39, 160, 182, 185, 262, 320
esencia, 24-25, 28, 35, 76, 103, 208, 211, 214, 287, 309, 338
postnatal, 23-24
prenatal, 23-24, 163
esfuerzo, 17, 24, 77, 95, 172, 203, 211, 213, 311
espalda, 69, 92, 96-97, 99, 293, 298, 304
espárrago, 39, 80, 119, 185, 250
especias, 28, 112, 241, 258-260, 264, 330
espesantes, 43
espinaca, 39, 111, 160, 171, 182, 184-185, 189, 250, 253
espirulina, 59, 159-160
estabilizantes, 43
estevia, 39, 53-54, 107, 110, 166, 194, 206, 260, 271
estofados, 69, 76, 113, 121, 149, 152, 187, 196-197, 216, 219-220, 231, 238, 253, 265
estómago, 44, 68, 98, 106, 123, 129, 142, 186, 228, 230, 262, 324
estrías, 286
expansión, 33, 37

F

fitoestrógenos, 153
flexibilidad, 125, 199, 201, 212-213, 239
flora intestinal, 51, 54, 154, 178, 263-264
fluidez mental, 24
fortaleza interior, 212
frambuesa, 39, 53, 109, 150, 170, 250, 262
fresa, 39, 53, 73, 109, 150, 170
fructosa, 37, 40, 52, 54, 107, 161
frutas, 34, 37, 39, 42, 47, 52, 54, 79, 82, 107, 112, 114, 127, 130, 137-138, 169, 186, 260, 262
secas, 39, 53-54, 109, 146, 150
frutos secos, 24, 38, 52, 109, 114, 137, 146, 150, 159, 169-170, 191, 216, 219, 221, 260

G

garbanzos, 35, 38, 46, 61, 107, 111, 123, 197, 217
gases, 61, 125, 145, 183, 185, 191, 259, 271
gelatinas, 263
germen de trigo, 175-176, 250

gestión de las emociones, 13, 18, 25, 29
gomasio, 38, 47, 62, 77, 107, 109-110, 113, 139, 150, 173, 216, 258, 261, 313
granos, 24, 34-35, 38, 40, 67-68, 130
grasas saturadas, 60, 178, 191, 269
guía interior, 102
guisantes, 35, 38-39, 137, 249, 272

H

helados (postre), 34, 37, 40, 48, 82, 137, 154, 157, 269
herpes, 56
hervir, 70, 74-75, 116-117, 121, 127, 148, 152, 166, 191-192, 221, 223-224, 226, 229, 234, 252-253, 263, 295, 316-317, 321, 326
hidratos de carbono, 81, 108, 110, 168, 170, 181
hierba luisa, 72, 112
hígado, 52, 55-57, 65, 97, 127, 138, 144, 147, 157, 166, 177-178, 182, 193, 195, 229, 232, 282, 318, 323, 327

hinojo, 61, 126, 249
hipertensión, 53, 261
hornear, 251, 322
huevos, 33, 36, 40, 59, 64-65, 108, 137, 140, 160-161, 166, 238, 249, 270
humildad, 211, 213
humor
  buen, 212
  cambios de, 57
  mal, 60, 65, 97
  mejor, 19, 67

I

impermanencia, 303
inflamaciones, 125, 254, 300
infusión, 38, 52, 71-72, 107, 112, 114, 148, 192, 206, 216
inseguridad, 103-104, 207
insomnio, 57, 62, 65, 125, 144, 182, 197, 200, 236, 247, 259, 283, 320
intestino, 60, 98, 129, 147, 163, 165, 171, 178, 183, 185, 228-230, 318, 325
intuición, 13, 18, 22, 43, 84, 204, 239, 336, 338
irritabilidad, 58, 60, 65, 144, 177, 195, 200, 259

GLOSARIO

J

jengibre, 46, 62, 118, 121, 129, 173, 185, 197, 228, 230, 233-234, 236, 249, 253, 272, 314, 320, 325
judía verde, 39, 111, 114, 119, 127, 137, 171, 182, 184, 186, 216, 218
judías, 35, 38, 127, 160
juegos, 259

K

kuzú, 166, 263, 330

L

lácteos, 37, 40, 80, 108, 133, 135, 138, 140, 156-157, 161, 191, 238, 245, 269-270
laurel, 46, 61, 75, 111, 121, 185, 197, 226, 258, 261
lavanda, 258
laxante, 49, 124, 163
lechuga, 39, 111, 127, 171, 182, 185, 189, 250-251, 260, 267
legumbres, 24, 31, 34-35, 38, 46-48, 50, 52, 59-65, 74-76, 79, 107, 110-111, 123, 130, 136, 138, 140-141, 146, 151, 158-159, 171, 176-177, 181, 186, 191, 193, 196-197, 217, 236, 254, 260, 271-272
lentejas, 31, 35, 38, 61, 74-76, 78, 107, 111, 113, 130, 160, 197, 216-217, 219
   pardinas, 46, 121
   rojas, 46
levadura madre, 123, 145, 170, 217, 220, 271
libido, 24, 143, 167, 292
ligamentos, 201
limón, 39, 72, 76, 80-81, 111-113, 123, 137, 153, 171, 182, 192, 194, 217-218, 221, 224, 235, 250, 262, 281, 314, 318, 321
linfa, 286, 290
linfático, sistema, 313, 324, 332
lucidez, 83, 303
   falta de, 177
lumbar, zona, 117, 143, 193, 318, 321
lumbares, 99

M

magnetismo, 94
maíz, 35, 38, 43, 53, 114, 123,

141, 146-147, 159, 223, 238, 249, 313
mal genio, 177
mandarina, 249-250, 262
mango, 37, 39, 250
mantequilla, 37, 40, 48, 78, 80-81, 137, 175, 249, 269
manzanilla, 72, 206, 250
marinar, 252
marisco, 34, 36, 38, 107, 172
masaje, 94, 178, 286, 290-291, 299, 332
medicina tradicional china, 17, 23
meditación, 11, 13-14, 27, 29, 31, 74, 91-100, 131, 133, 203-206, 239, 241, 276, 291, 302-306, 331
melaza
  de arroz, 47, 54, 107, 119, 166, 230, 235, 260
  de avena, 52, 54, 107, 166, 260
  de cebada, 52, 54, 260
  de cereales, 39, 52, 54, 110, 166
  de maíz, 52, 54, 260
  de quinoa, 52, 54, 260
  de trigo, 322
menopausia, 19, 144, 153, 158, 163, 244, 300
menstruación, 57, 59
menta, 72, 194, 236, 250, 261
mermelada, 53-54, 109, 114, 143, 220, 269
miedo, 101, 103-104, 207-208, 210, 212, 304, 319
miel, 37, 40, 52, 137, 161, 170, 270
mijo, 34, 38, 45, 61, 137, 141-146, 159, 170, 197, 217, 238, 249, 271-272, 278, 312
minerales, 35, 42, 49, 52, 55, 57, 61, 63-64, 71-72, 75-76, 83, 135, 138-139, 149, 152, 154, 158, 163-164, 168, 170-171, 173-175, 186, 202, 260, 265, 271, 274
mirtilo, 262
miso, 38, 80, 119, 137, 139, 154, 160, 171, 173, 176, 189, 216-217, 233, 236, 241, 264-265, 272, 278, 320, 326, 330
  de arroz, 152, 264
  de cebada, 154, 228, 264, 326
mochi, 38, 69
monoinsaturados, 176
mousses, 263
muesli, 109, 113, 170, 219

GLOSARIO

N

nabo, 39, 111, 124, 126, 160, 182, 184, 189-190, 198, 231, 260, 262, 272-273, 278, 316-317, 324-325, 327
naranja, 39, 250, 262, 320, 322
nishime, 253, 324
nituke, 253, 325
nori, copos de, 38, 139, 173, 258

O

ojos, 65, 92, 96, 98-99, 174, 178, 282-283, 285
olla, 121, 141, 193, 193, 234, 252, 255-256, 316-317, 326, 328
   a presión, 70, 115, 117, 251, 254-256
   exprés, 74-75
ombligo, 99
omega 3, 175-176, 178, 284, 332
omega 6, 175-176, 178, 284, 332
orejones, 53, 221
orina, pérdidas de, 15, 244, 292-293, 333
ósmosis inversa, 71
osteoporosis, 158
ovarios, 98, 293

P

paciencia, 19, 212
pan integral, 38, 82, 108, 123, 170, 217, 220
páncreas, 98, 123, 126, 163, 324
partos, 20, 292
pasas, 53-54, 109, 150, 221, 224, 322
pasión, 94, 104-105, 131, 213, 309, 339
pasta, 35, 38, 45-46, 68, 80-81, 108, 131, 143-145, 177, 218, 233-234, 236, 256
pasteles, 33, 48, 56, 81, 105, 217-218, 223
patata, 39, 80, 137, 161, 182, 86, 249, 260
paté, 75, 114, 123-124, 171
paz, 24, 91, 94, 100, 103, 211, 213, 304, 309-310
pechos, 28, 69, 148, 241, 244, 269, 285-287, 332
pepino, 39, 83, 111, 119, 182, 224, 250, 260
perdón, 211, 213, 306, 342
perejil, 77, 109-110, 113, 121, 123, 125, 128, 150, 154, 160,

216, 226-228, 230-231, 234, 261, 266, 312, 314, 318, 326
pescado, 24, 34, 36, 38, 46, 59, 79-81, 84, 107, 110-111, 114, 130-131, 137, 147, 149, 158, 160, 171-172, 185-186, 189, 197, 217-219, 249, 252, 256, 272, 278, 317, 326
pesticidas, 43, 71, 164, 166, 181
pH, 51, 55, 186, 246
picante frío, 261
pickles, 38, 125, 250, 252, 261-263, 272, 278
picor, 62, 125, 142, 145, 182-183, 197, 236, 247, 283, 320
piel de uva, 262
pies, 96, 204, 241, 298-300, 333
pimentón, 62
pimienta, 62, 197, 234, 249, 260-261
pimiento, 39, 80, 161, 182-183, 186
piña, 37
piscifactoría, 46, 80, 171, 272
poder personal, 94
poleo menta, 72
polinsaturados, 175-177
pomelo, 250, 262
potenciador del sabor, 43

premenopausia, 57, 200, 259
proteínas, 28, 35, 46, 48, 59-60, 63, 65-67, 83, 86, 108, 111, 118, 122-123, 125, 135, 140, 143, 147-148, 151-152, 156, 158, 161, 168-171, 185, 188, 191, 193, 196, 222, 228, 238, 262, 269, 271-272, 278, 327
puerro, 39, 111, 118, 121, 124, 126-127, 182, 185, 189, 249, 272, 313, 317, 324-325
pulmones, 97, 115, 117, 184, 228, 230, 318, 321, 323
purés, 49, 61, 123, 187

Q

quinoa, 35, 38, 45, 61, 63, 140-142, 144, 146, 149, 159-160, 170, 191, 197, 216-220, 224, 238, 271-272, 278, 313

R

rábano, 39, 111, 182, 224, 249
rabia, 97, 103-104, 207-208
raíz del lotus, 39, 184, 249
regalíz, 39, 47, 52-54, 107, 194-195, 206, 249, 271
rehogar, 223, 253

GLOSARIO

remolacha, 39, 182, 184, 250, 260

resentimientos, 210

respiración profunda, 92, 331

respirar, 11, 13, 14, 18, 25, 27, 29, 31, 67-68, 88-90, 92-93, 97, 131, 135-136, 168, 204-205, 210, 245, 274, 278-279, 290-291, 293, 299, 300, 305, 331, 333, 338

riñones, 23-24, 61, 69, 97-98, 117, 123-124, 136, 141-142, 154, 163, 167, 172, 193, 226, 261, 264, 319, 321, 323, 325-326

rollo mental, 207, 209

romero, 197, 231, 249, 258

rosa mosqueta, 286, 290

S

sabor
  ácido, 76, 120, 146, 259, 261-262
  amargo, 259, 261-262, 271
  dulce, 51, 146, 161, 185, 226, 259-260
  picante, 259-260
  salado, 120, 146, 179, 259, 261

sacarina, 37, 40, 52, 107, 161, 270

sal, 36, 46, 61, 75, 79, 108, 128, 137, 151, 161, 166, 169, 171, 186, 191, 193, 224, 231, 233-234, 245, 252, 254-255, 261, 273, 314, 318-319, 326, 328
  marina, 38, 47, 107, 112, 115-117, 121, 123-124, 126-127, 149, 173, 190, 194, 217, 221, 223, 226, 249, 312, 322
  refinada, 40
  yodada, 40

salteado, 254, 256

salud intestinal, 263

salvia, 258

seitán, 38, 47, 65-66, 70, 113, 118, 125, 130, 149, 171, 196-197, 218, 220, 227, 231, 256, 272, 278, 314, 324

semillas, 35
  de calabaza, 35, 38, 47, 49, 76, 107, 150, 173, 179, 221, 224, 312
  de cáñamo, 150
  de girasol, 35, 38, 47, 49, 76, 107, 119, 150, 160, 173, 179, 221, 224, 228, 250, 312, 322
  de lino, 35, 165
  de sésamo, 35, 38, 47, 76,

107, 122, 150, 158-160, 173, 179-180, 221-222, 230, 233-234, 256, 312

sequedad, 57-58, 65, 142, 153, 178, 198, 200, 260, 282-283, 289, 296, 323

serenidad, 14, 24, 68, 83, 85, 336, 339, 342

serotonina, 77, 179

sésamo, 62, 64, 77, 139

setas, 80, 220, 223, 231, 233-234, 250, 318

shiitake, 193, 272, 274, 278, 316, 327

shio kombu, 38

shoyu, 38, 47, 76, 107, 112, 124, 139, 151, 153-154, 165, 173, 192, 217, 223, 228-230, 233, 253, 316-319, 324-325, 328

sinceridad, 212

síntomas premenstruales, 300

sofocos, 57, 62, 142, 182, 197, 200, 247, 259

soja, 35, 38, 43, 61, 75, 81, 133, 137, 151-155, 159-160, 249-250, 264

   leche de, 191, 250

   salsa de, 47, 112, 121, 171, 173, 229, 231, 234, 252-255, 258, 261, 273, 325, 328

solanaceas, 39, 80, 161, 182, 186

somnolencia, 89, 177

sopa, 47, 50, 75, 80, 113, 129, 149, 169, 171, 189, 217-218, 264-265, 272, 278, 317

   de miso, 80, 154, 189, 241, 264-265, 278, 326, 330

sorbitol, 37, 40, 107

sudores, 57, 247, 259

sueño, 13, 42, 58, 77, 80, 88, 95, 179, 204-205, 239, 259, 289, 300

suribachi, 180, 256

T

tacones, 15, 298-299, 333

tamari, 38, 47, 118, 137-139, 153-154, 173, 192, 217, 316, 318, 324-325

té, 38-39, 52-53, 71, 82, 138, 163, 170, 184, 192-193, 216, 218-220, 250, 262, 271, 278

   bancha, 38, 47, 107, 138, 164, 192, 194-195, 271

   de cebada, 192

   de kombu, 38, 138, 273

   de tres años, 38, 47, 110, 112-

GLOSARIO

113, 137, 171, 195, 216-217, 273, 278
kukicha, 38, 47, 107, 164, 195, 271, 273
mu, 47, 107, 110, 164, 171, 216
tempeh, 38, 47, 130, 151-154, 160, 171, 196-197, 229, 238, 256, 272, 278, 318
temperatura, 57, 71, 81, 147, 192-293, 241, 246-247
tener más energía, 62, 287, 311
tensión emocional, 55
tofu, 38, 47, 70, 81, 118, 130, 147, 151-152, 154-155, 160, 171, 196-197, 216, 218, 220, 222-223, 228, 230-231, 233-235, 238, 250, 252, 256, 265, 272, 278, 314, 324
tomate, 39, 80, 108, 111, 113-114, 141, 147, 161, 170, 182-183, 186, 217, 220, 250, 262, 267
tomillo, 62, 197, 231, 258
toxinas, 57, 68, 72, 82, 199, 261, 265, 275, 317, 328
transgénicos, 27, 40-41, 43, 46, 65, 79, 130, 147, 155, 157, 245
trigo sarraceno, 35, 38, 141-144, 159, 191, 197, 218-219, 226, 238, 249, 271, 278, 313
triptófano, 77, 179
tristezas, 208, 210

umeboshi, ciruela, 47, 82-83, 116, 146, 149, 193, 221, 235, 261-262
uñas, 49, 63, 147, 159, 290
útero, 98, 292, 319

vagina, 98, 275, 292-296, 319
várices, 63
vejiga, 98, 163, 292, 325
verduras, 34, 38-39, 42, 47-50, 52, 70, 75-76, 79-81, 86, 107, 110-111, 113-114, 118, 121, 126-131, 133, 136-137, 141, 146-147, 150, 153-154, 158-159, 165, 169, 171, 176-177, 181-190, 194, 196, 198, 216-220, 223-224, 231, 235-236, 238, 252-256, 260-262, 265, 272, 274, 278, 312, 314, 316-317, 319-320, 324-326, 328
vinagre

de arroz, 38, 47, 76, 107, 112, 119, 153, 171, 173, 217, 230, 262, 320

de umeboshi, 38, 50, 173, 179, 216-218, 224, 235

vinagreta, 112, 153, 176, 216-217, 235

vino, 40, 55-58, 71, 73, 108, 112

visión positiva, 19, 104, 336

vista cansada, 263, 283

vitaminas, 35, 42, 67, 76, 83, 126-127, 170, 177, 181, 190, 253, 265, 299

vitamina A, 186

vitamina B, 52

vitamina C, 148, 186, 202

vitamina E, 174

vivir con plenitud, 210

voluntad, 37, 43, 95

W

wasabi, 119, 153, 173, 261
wok, 153, 189, 216, 251, 254, 256

Y

yoga, 74
yogur, 40, 154, 156, 160, 262, 264, 269, 277

Z

zumo, 56, 182, 186, 224, 230, 277

de frutas, 39, 71, 73, 113, 202, 206, 219, 270, 320, 322

de limón, 123, 224, 235

www.SienteteRadiante.com

Toda la información sobre el método que te presento en este manual, puedes ampliarla con los recursos adicionales que encontrarás en la web.

- · Videos
- · Menús
- · Recetas
- · Audios
- · Libros
- · Entrevistas
- · Consejos
- · Trucos
- · Mensajes
- · Tienda
- · Noticias
- · Artículos

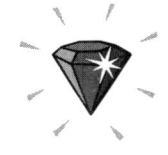

¡Siéntete Radiante!

Prueba el método en
SienteteRadiante.com
con un 15 % de descuento
con el código
lectoraradiante2014*

* Código válido hasta el 31/12/2014